Dr A. DELANGRE

INDICATIONS OPÉRATOIRES

DANS LES

AFFECTIONS DE L'ESTOMAC

PARIS

VIGOT FRÈRES, ÉDITEURS

23, PLACE DE L'ÉCOLE-DE-MÉDECINE, 23

1909

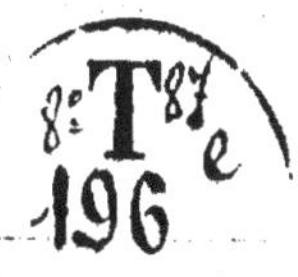

INDICATIONS OPÉRATOIRES

DANS LES

AFFECTIONS DE L'ESTOMAC

DU MÊME AUTEUR

1. De l'élasticité nerveuse périphérique, Bruxelles, internat des hôpitaux, 1892. — 2. Contribution à l'étude des hémorragies dans la fibromatose utérine, Paris, 1893. — 3. Des interventions chirurgicales conservatrices de l'ovaire, 1894. — 4. De l'asepsie en chirurgie courante, 1895. — 5. Du shock opératoire et de son traitement par la transfusion de sérum artificiel. — Étude sur le bilan médico-scientifique de 1896. — 6. Technique opératoire, physiologie pathologique et indications thérapeutiques de la sérothérapie artificielle, 1897. — 7. Contribution à l'étude de la sérothérapie massive artificielle, 1898. — 8. De la laparotomie dans la péritonite tuberculeuse, 1898. — De la colpotomie dans l'hématocèle rétro-utérine, 1899. — 9. Des métrorrhagies virginales symptomatiques de la tuberculose péritonéale, 1899. — 10. De la gastro-entérostomie et de la gastroplication dans la ptose et la dilatation gastriques, 1900. — 11. De la prothèse chirurgicale réalisée par l'inclusion de la vaseline stérilisée dans les tissus, 1900. — 12. Premiers résultats éloignés de l'inclusion de la vaseline dans les tissus, 1901. — 13. Note sur la technique opératoire de l'inclusion prothétique de la paraffine, 1902. — 14. Recherches expérimentales sur l'inclusion paraffinique, 1902. — 15. Malformations traumatiques traitées par l'inclusion prothétique de la paraffine; applications de moules en vulcanite pour maintenir le modelage jusqu'à restauration complète, 1903. — 16. Considérations sur l'inclusion prothétique de la paraffine, 1904. — 17. Paraffinome et paraffinage des cavités pathologiques, 1904. — 18. De l'étiologie des desiderata de la prothèse paraffinique, 1905. — 19. De la péricolite adhésive sténosante traitée par la laparotomie libératrice, 1906. — 20. La prothèse paraffinique, 1906. — 21. De la résection du cordon dans la cure radicale de certaines hernies inguinales chez les sujets âgés, 1906. — 22. Volvulus de l'estomac, 1907. — 23. Traitement des cavités osseuses d'origine pathologique par le paraffinage iodoformé, 1908.

Dr A. DELANGRE

INDICATIONS OPÉRATOIRES

DANS LES

AFFECTIONS DE L'ESTOMAC

PARIS
VIGOT FRÈRES, EDITEURS
23, PLACE DE L'ÉCOLE-DE-MÉDECINE, 23

1909

INDICATIONS OPÉRATOIRES

DANS LES

AFFECTIONS DE L'ESTOMAC

INTRODUCTION

La médecine opératoire de l'estomac, l'une des plus brillantes conquêtes de la chirurgie moderne, a pris, dans ces dernières années, une extension considérable, justifiée tant par la multiplicité de ses indications que par l'importance de ses résultats.

Si l'on en excepte la gastrotomie, préconisée pour l'extraction des corps étrangers de l'estomac, à une époque déjà lointaine, les premières interventions étaient dirigées contre la sténose pylorique, syndrome dont l'étude pathogénique si diverse ne reposait alors que sur de simples constatations médicales et nécropsiques. C'est ainsi qu'au début de la chirurgie antiseptique, en 1877, un chirurgien français, Surmay, de Ham, proposa la jéjunostomie, c'est-à-dire la création d'une fistule intestinale dans l'inanition consécutive au rétré-

cissement du pylore et qu'en 1879, Péan pratiqua la première pylorectomie que Gussenbauer avait expérimentée chez le chien. Dès ce moment, on se mit à faire des pylorectomies à tel point qu'en 1895 Doyen pouvait en réunir 212 cas dans son travail sur le traitement chirurgical des affections de l'estomac et du duodénum.

Mais, tant il est vrai que la loi du progrès est essentiellement évolutive, les indications de la pylorectomie et d'une autre opération naissante, la pyloroplastie, devaient bientôt se restreindre pour faire place à la gastro-entéro-anastomose. Cette dernière intervention, créée en 1881 par Wœlfler, assistant de Billroth, ne tarda pas à être modifiée par Von Hacher et bien d'autres, notamment par Czerny, Kocher, Senn, Murphy et Roux. Sur cette opération, passée au premier plan, s'est concentré un si puissant effort de recherches que l'on est arrivé à créer des procédés tellement rationnels et physiologiques qu'ils paraissent définitifs. Et si ce mode opératoire tend à remplir une des indications les plus importantes dans l'ulcère, la dilatation de l'estomac d'origine pylorique et même certaines dyspepsies graves, il convient de remarquer, étant données la vogue éphémère de l'opération de Loreta et l'application de plus en plus restreinte de la pyloroplastie dans les sténoses cicatricielles, que c'est le cancer qui a fourni le premier et le plus vaste champ d'action à la mise en œuvre de ce drainage gastro-intestinal. Malheureusement, dans l'indication fournie par le pylore cancéreux, la récidive est encore trop souvent inéluctable en raison de l'application tardive de la pylorectomie associée à l'anastomose gastro-entérique.

Cependant, en dépit des médiocres résultats éloignés des interventions chirurgicales pour carcinome gastrique, il faut bien reconnaître, outre la survie et le soulagement de ces malades menacés d'inanition, que ces opérations ont beaucoup contribué à élargir le cercle de nos actes chirurgicaux en amenant le praticien à intervenir dans d'autres indications, telles que celles dirigées contre la périgastrite adhésive, la gastroptose et la dislocation verticale de l'estomac. Cette pratique a eu pour effet d'entraîner de réels perfectionnements dans la technique opératoire dont vont bénéficier les malades atteints de ces lésions bénignes médicalement incurables et dont la plupart peuvent néanmoins déterminer la mort.

Certes, eu égard à la diagnose dictant l'indication opératoire, on ne peut toujours tirer un utile parti des analyses du suc gastrique par la raison que la corrélation certaine entre la formule du chimisme stomacal et les lésions anatomiques n'est pas démontrée ; mais il faut reconnaître que le cathétérisme suivi de l'examen du contenu de l'estomac fixe souvent la voie thérapeutique à suivre. De plus, d'une part, s'il y a vingt ans l'étude des commémoratifs et des symptômes fournissait à ce point de vue l'élément principal, il est facilement constatable que les progrès réalisés dans la délimitation, la palpation et la percussion de l'estomac, — à l'état de vacuité ou mieux de distension artificielle obtenue soit par les poudres gazeuses, soit par l'insufflation directe — ainsi que les perfectionnements apportés aux moyens de recherche par la radiographie, le cathétérisme, la bactériologie et l'analyse histo-chimique ont puissamment contribué à l'étude de la pathologie gastrique, qui nous a permis de porter une diagnose plus précise et plus hâtive ; d'autre part, il n'est pas moins évident que le parfait isolement aseptique du champ opératoire et la plus grande fréquence des interventions précoces mieux réglées dans leur technique, plus complètes dans leur action bienfaisante par suite des progrès de l'anatomie chirurgicale, ont entraîné un éclec-

tisme judicieux et une amélioration remarquable des statistiques primitives.

Il n'est pas jusqu'à l'anesthésie — à l'éther ou au chloroforme, le meilleur anesthésique étant celui qu'on a le plus l'habitude de donner — qui n'ait été l'objet de quelque perfectionnement. C'est ainsi qu'au congrès français de chirurgie de 1903, Goullioud, de Lyon, a conseillé d'interrompre l'anesthésie générale pendant le temps abdominal des interventions gastro-intestinales d'une certaine durée qui se pratiquent chez les patients affaiblis et cachectiques; on diminue ainsi considérablement la quantité du narcotique absorbée, et ce, sans inconvénient, en raison de la sensibilité obtuse de l'estomac et de l'intestin. D'ailleurs, il faut le remarquer, l'anesthésie locale est maintenant mise à contribution : c'est ainsi que dans les services de chirurgie des professeurs Mosetig et Büdinger à Vienne, par exemple, on ne compte plus les gastrectomies, les gastro-entérostomies et surtout les gastrostomies pratiquées depuis 1900 à l'aide de la méthode cocaïnée de Schleich.

Dans la progression de cette chirurgie viscérale, et j'entends par là non seulement celle de l'estomac mais encore celle du foie, des voies biliaires, de l'intestin, de la rate et même du pancréas, on assiste aujourd'hui à une évolution absolument comparable à celle qui s'est produite naguère pour l'utérus et ses annexes. Aussi n'est-ce qu'en établissant le parallèle entre les observations soigneusement recueillies et les résultats des opérations au cours desquelles les lésions anatomiques auront été minutieusement relevées qu'on pourra étayer les véritables types cliniques avec l'étiologie et la symptomatologie des affections gastriques qui s'y rapportent et par suite fixer d'une manière précise les indications opératoires. Il est de fait que, tant que les lésions utéro-annexielles sont restées dans le domaine purement médical, leur diagnose a été incertaine ; mais dès que l'on ne se borna plus aux autopsies et que l'on entra résolument dans la voie des biopsies, leur thérapeutique subit une évolution chirurgicale, qui a rendu la gynécologie moderne plus limpide et plus féconde.

Aussi serait-il presque permis d'affirmer qu'il en est de même des résultats actuels de la chirurgie gastrique ; celle-ci doit en grande partie ce progrès à l'observation comparée des faits. Sans doute, il y a bien quelques victimes expiatoires de toutes ces tentatives: le char du progrès passe et écrase trop souvent les plus proches de sa roue, qui pouvaient au contraire compter sur l'apport d'une longue survie. Ce qu'il y a pourtant de consolant dans ces épreuves opératoires, c'est que ces innocentes victimes, ces collaboratrices inconscientes sont en quelque sorte pour nous des ombres familières et rarement oubliées dans notre pratique future ; elles servent de génies tutélaires à d'autres patientes qui, plus heureuses, sont appelées à bénéficier de la guérison.

Tels sont les facteurs qui ont imprimé un nouvel essor à la chirurgie de l'estomac déjà si riche en résultats décisifs.

Néanmoins, malgré tout le développement de cette thérapeutique chirurgicale de plus en plus salutaire, la question complexe et délicate des indications opératoires constitue encore une source inépuisable de discussions intéressantes au sein des sociétés savantes. Comment pourrait-il en être autrement? Toute une catégorie d'affections de l'estomac, qui étaient restées l'apanage exclusif de la médecine, passe dans le domaine de la chirurgie ! Il importe donc que l'on débatte avec « science et conscience » les conditions précises et légitimes dans lesquelles le médecin doit céder le pas au chirurgien, d'autant plus qu'en aucun autre cadre thérapeutique cette absorption de la médecine interne par la chirurgie n'apparaît aussi manifeste qu'en pathologie gastrique. A ce point de vue, il est hors de conteste que la division des maladies gastriques en affections médicales et chirurgicales est une classification surannée; il n'y a qu'une seule pathologie médicale et la chirurgie n'est qu'un moyen thérapeutique applicable à un certain nombre de lésions.

Voilà pourquoi le médecin et le chirurgien ne doivent pas être des antagonistes au chevet des patients; au contraire, ils doivent rechercher avec une scrupuleuse impartialité ce qui est le plus utile au malade en s'inspirant de l'adage: Salus ægrotandi suprema lex ; *le sort du malade est intimement subordonné à leur collaboration dévouée. De même que l'on a fait au chirurgien le grief de ne s'occuper que d'un seul côté de la question, on reproche volontiers au praticien « interniste » d'enrayer les progrès de cette chirurgie spéciale en l'accusant d'ignorer l'état actuel de la médecine opératoire de l'estomac, de mettre une confiance excessive en ses prescriptions thérapeutiques, de considérer l'opération comme l'*ultima ratio *et par suite de ne préconiser cette dernière qu'à une phase de la maladie où la situation est désespérée. En réalité, il est inadmissible que le médecin assiste impassible à la déchéance du malade que la chirurgie peut arracher à la mort sous prétexte que, convaincu par les statistiques désastreuses élaborées à la période de tâtonnement, voilà quinze ans, il doit attendre que les présentes interventions, les seules qu'il faille discuter, soient beaucoup plus bénignes, alors que la mortalité opératoire de la gastro-entérostomie dans certaines affections non néoplasiques, par exemple, est tombée en dix ans de* 60 0/0 *à* 3 0/0 *environ entre des mains habiles.*

Mais il est juste que tout en s'adaptant à la nouvelle évolution thérapeutique, le praticien exige certaines ga-

ranties irrécusables, qui mettent quelque peu à couvert la lourde responsabilité qu'il assume en recommandant ces opérations relativement récentes.

En fait de nouveautés, l'enthousiasme instinctif de certains praticiens ne vaut pas mieux que l'opposition systématique de certains autres; sinon, les médiocres innovations jouiraient du même privilège que les bonnes et par suite nos déterminations seraient dépourvues de tout critérium raisonnable. Comme l'histoire de toutes les interventions chirurgicales le démontre, leur adoption rapide ne peut avoir aucune signification; bien au contraire, la lenteur d'adhésion qu'elles rencontrent leur imprime leur caractère de viabilité en les amenant à faire leurs preuves.

Il résulte donc de cette digression que, si le médecin et le chirurgien veulent progressivement faire bénéficier leurs patients des dernières acquisitions de la thérapeutique chirurgicale, il est désirable qu'ils agissent toujours sans idée préconçue en pesant avec soin toutes les considérations ayant trait à l'indication opératoire: le respect de la vie des malades leur impose cette ligne de conduite. Or la recherche de cette indication constituant une sorte de jugement, c'est-à-dire la perception mentale d'un rapport entre l'indiquant et l'indiqué, la solution du problème chirurgical dépend, d'une part, de la connaissance approfondie des particularités cliniques inhérentes aux diverses affections gastriques et, d'autre part, de l'examen impartial des avantages et des aléas éventuels des interventions. Pour ce, il serait désirable que les médecins soient au courant de toutes les ressources de la chirurgie et que les opérateurs possédassent l'expérience médicale tant au point de vue de la discussion de l'opportunité de leurs interventions que de leur bonne exécution technique; en effet, dans celle-ci, il faut à l'opérateur non seulement de la dextérité chirurgicale servie par un jugement aussi rapide que sûr, mais encore des connaissances étendues de pathologie et d'anatomie pathologique, qui, le ventre étant ouvert, lui permettent de choisir le modus faciendi *le plus adéquat au cas envisagé.*

D'ailleurs, il reste encore du terrain à défricher. C'est ainsi qu'une réponse définitive ne sera donnée à certaines questions que lorsque les progrès de la physiologie nous auront mieux éclairés sur certains points essentiels, tels, par exemple, les fonctions des nerfs de l'estomac dans la dilatation indépendante du rétrécissement pylorique. Mais, en dépit des desiderata de ses indications et de l'imperfection de ses moyens d'action, la chirurgie gastrique fournit déjà des résultats que la médecine de ce temps peut enregistrer avec fierté tant pour la gloire de notre art que pour le bien de l'humanité.

***

Dans cet exposé, je me suis efforcé de condenser les éléments de la question souvent si délicate du diagnostic exact des maladies de l'estomac, pouvant être justiciables de la chirurgie, avant de passer à la discussion du point dominant du sujet. Aussi ai-je tenu à donner un certain développement à la partie clinique pour apprécier le plus rationnellement possible l'opportunité d'une intervention avec ses résultats immédiats et éloignés. Les indications opératoires sont en effet fournies par des notions cliniques, pathogéniques, techniques et statistiques qui sont mises en valeur dans le cours de ce travail aux fins d'en déduire la méthode chirurgicale la mieux adaptée à une phase ou à une modalité déterminée de ces gastropathies.

Cette étude est divisée en deux parties : 1° les indica-

tions opératoires dans les affections malignes ; 2° *les indications opératoires dans les affections dites bénignes, bien qu'elles puissent déterminer la mort quand elles sont abandonnées à elles-mêmes.*

Tournai, août 1908.

I

INDICATIONS OPÉRATOIRES DANS LES AFFECTIONS MALIGNES

Au point de vue chirurgical, on a rangé sous la dénomination de « cancer » la plupart des tumeurs malignes de l'estomac, tels les épithéliomes, les carcinomes, les sarcomes et certains léiomyomes [1] naguère appelés myosarcomes ou cancers musculaires lisses [2] ainsi que la linite plastique. Leur origine est essentiellement différente, car, si le cancer proprement dit se développe aux dépens de l'épithélium glandulaire, le sarcome émane des tissus sous-muqueux et sous-séreux, au même titre que la linite plastique de certains auteurs, tandis que le léiomyome est issu de la couche musculaire, mais leur évolution envisagée quant au pronostic est pour ainsi dire identique : ces diverses lésions abandonnées à elles-mêmes entraînent toujours la mort soit par suite des progrès du mal, soit par suite des accidents locaux du néoplasme tels que l'hémorragie, la septicémie et les troubles mécaniques ou fonctionnels.

1. Sous l'influence régnante d'une spécificité cellulaire étroite, l'École lyonnaise considère le léiomyome comme une entité qu'elle distingue nettement du sarcome.

2. Dans cette classification, nous négligeons à dessein les lymphadénomes gastriques parce qu'ils sont toujours secondaires ; en effet, ils résultent de localisations concomitantes observées dans d'autres organes : os, ganglions, rate, pharynx, intestin.

Il en résulte que les mêmes considérations de thérapeutique chirurgicale leur sont entièrement applicables. D'ailleurs, la fréquence et les accidents des tumeurs désignées sous le nom générique de « cancers » sont tels qu'ils effacent complètement l'importance des autres néoplasmes. Et de fait, tandis que ceux-ci sont d'une extrême rareté, non seulement le cancer de l'estomac compte dans la léthalité générale 1 à 2 cas pour 100 morts, mais il comporte 50 0/0 des cas dans la statistique des cancers de tout l'organisme. C'est donc le cancer qui servira de description typique dans la recherche des indications opératoires applicables aux tumeurs malignes.

Cancer de l'estomac.

A l'heure présente, l'intervention chirurgicale est la seule arme dont on dispose contre le cancer : la médication interne et la sérothérapie sont inefficaces ; la radiothérapie et les courants de haute fréquence voient leur action limitée aux cas tout à fait superficiels. C'est donc avec raison que Legrand[1] écrivait l'an dernier : « Il faut reconnaître que nos acquisitions sur la nature du cancer n'ont pas éclairé le problème de son origine, ni fourni à la thérapeutique rien de supérieur à l'exérèse précoce. »

Certes, l'opération réalise encore une méthode incertaine, irrégulière et limitée dans ses effets. Mais en attendant la découverte de la médication spécifique tant souhaitée, tous nos efforts doivent tendre vers les conditions idéales de l'éradication du cancer : le diagnostic précoce, l'anatomie chirurgicale mieux élucidée et la technique plus perfectionnée, qui nous permettent de réaliser avec un minimum de nocuité l'exérèse étendue et pro-

1. L. Legrand. Cancer et milieu intérieur (*Semaine médicale*, 20 février 1907, p. 86).

longée jusque dans les moindres retranchements lymphatiques. Et si malheureusement, l'intervention radicale et éclectique est contre-indiquée, on doit avoir recours à l'une ou l'autre opération palliative, qui peut rendre de notables services en cette fâcheuse occurrence.

Il peut paraître fastidieux de discuter l'opportunité de l'intervention chirurgicale dans le cancer. Cependant, on rencontre encore des praticiens, qui sont des abstentionnistes irréductibles [1] dans la cancérose *viscérale*. Il ne nous semble donc pas inutile d'exposer les raisons, qui militent en faveur de l'opération radicale dans les cancers profonds. Sans doute, on en est encore réduit à émettre des hypothèses sur l'origine et la nature de ce néoplasme — et c'est ce qui justifie l'existence des instituts partout établis pour l'étude du cancer — mais on sait que la maladie est primitivement locale. Comme le déclarait encore le regretté professeur Poirier, en octobre 1906, à l'Académie de médecine de Paris, « le cancer est un mal d'abord local et qui reste plus ou moins longtemps local, suivant la variété, peut-être aussi suivant l'individu sur lequel il évolue ». De même, en 1900, Faure [2] n'hésitait-il pas à affirmer que tout foyer néoplasique complètement enlevé ne reparaît pas, que la récidive dans la cicatrice, réelle continuation du mal, ne se produit qu'à la suite d'une extirpation incomplète, la repullulation cancéreuse dans les ganglions ou sous forme de métastases distantes n'étant elle-même que le développement de foyers secondaires préexistants.

On a pourtant signalé de véritables récidives au bout de dix à vingt ans, mais cette éventualité infirme-t-elle

1. Longer. Statistique des opérations pratiquées à l'hôpital civil des Anglais de Liège pendant les années 1896, 1897 et 1898, p. 28.

2. J.-L. Faure. Sur le traitement chirurgical du cancer. (Comptes rendus de la section de chirurgie du XIII° Congrès international de médecine de Paris, 1900, p. 17).

bien réellement les données précédentes ? Ne pourrait-il pas s'agir alors de l'apparition d'un néoplasme nouveau, qui s'est développé sur un malade prédisposé de la même façon qu'avait surgi le premier et ce, sans qu'il y ait fatalement entre les deux un lien de continuité ? Mais outre que nulle opération n'est jamais trop grave quand elle s'efforce de prolonger la vie et de dissiper les souffrances d'un malade qui, abandonné à lui-même, est voué à une mort prochaine, l'excellence de l'exérèse hâtive est indéniable : elle donne des succès « durables », à condition que l'éradication dépasse non seulement les lésions macroscopiques mais encore microscopiques du néoplasme, de façon à enlever tous les bourgeons épithéliaux qui s'infiltrent au delà des limites apparentes du tissu cancéreux; enfin, il faut éviter de se servir, dans le cours de l'intervention, de tout instrument qui a pénétré dans son épaisseur et cela en raison de la possibilité de greffes épithéliales dans les tissus sains. Dans une étude très documentée [1], Hartmann et Lecène viennent encore d'insister sur l'importance de ce point de technique opératoire en formulant la conclusion suivante : « Tout cancer doit être enlevé comme une poche à contenu septique, c'est-à-dire sans être ouvert ni entamé ; il faut protéger avec le plus grand soin les surfaces cruentées et, au cas où la tumeur aurait été ouverte par mégarde ou intentionnellement, il faudrait immédiatement rejeter comme infecté l'instrument qui aurait pénétré dans son épaisseur. »

Ainsi que l'a fait magistralement observer le professeur Kocher de Berne, au congrès de chirurgie de Bruxelles [2], c'est en s'attachant à mettre en pratique ces principes que

1. Hartmann et Lecène. Les greffes néoplasiques (*Semaine médicale*, 27 mars 1907, pp. 148-149).

2. Procès-verbaux, rapports et discussions du premier congrès de la Société internationale de chirurgie. Bruxelles, 190 . Discours d'ouverture, p. 58.

dans ces dernières années le nombre des survies exceptionnelles a singulièrement augmenté.

D'après les statistiques de Gœttingue et de Tubingue, on compte pour la lèvre 53 à 66 0/0 de guérisons durables ; pour le sein, 42 0/0 (prof. Halsted) ; pour l'utérus, Œshausen signale 70 0/0 de guérisons après cinq ans et 38 0/0 de malades chez lesquels il n'y eut jamais de récidive ; pour le cancer de la langue, Buttlin, qui avait obtenu dans une première série de 100 opérations 20 0/0 de guérisons, accuse, en se conformant aux indications de Poirier, dans une nouvelle publication citée par Kocher, 71 0/0 de cures « définitives » ou étiquetées telles après trois ans de survie. Le cancer du rectum et celui du larynx ont fourni à Kocher respectivement 25 et 26 0/0 de guérisons radicales ; enfin, le même auteur, sur 100 cas de cancer gastrique, en connaît 6 totalement guéris depuis seize ans.

Tout en faisant la part des quelques erreurs éventuellement commises dans leurs examens par les histologistes, il faut reconnaître que ces résultats sont très encourageants. C'est en se basant sur ceux-ci que, dans le but d'éviter les traitements médicaux inutiles et les interventions trop tardives, Kocher[1] a proposé au congrès de chirurgie tenu en 1905 à Bruxelles de rédiger une brochure — destinée à la grande presse — exposant d'une façon familière les bases d'un diagnostic précoce des maladies cancéreuses. Toutes ces considérations s'appliquent pleinement à la cancérose gastrique : le cancer de l'estomac est un néoplasme essentiellement chirurgical d'abord par sa nature, attendu que c'est un cancer à évolution lente, et ensuite par sa situation parce qu'il est développé dans un organe indépendant, aux connexions bien délimitées et aux lymphatiques aisément explorables *de visu*.

1. *Ibidem*, p. 61-62.

La chirurgie du cancer de l'estomac, née en 1879 avec la première pylorectomie pratiquée à Paris par Péan, acquit toute sa puissance avec la gastro-entérostomie créée à Vienne par Wœlfler. Dirigées contre le pylore cancéreux, les opérations de l'espèce tombèrent dans un discrédit absolu pendant une quinzaine d'années et ce n'est que vers la fin du siècle dernier que l'on assista à leur renaissance en quelque sorte mondiale.

Dans ce nouveau mouvement chirurgical qui devait être décisif, on peut dire que ceux qui ont été à l'avant-garde de ce progrès, tels par exemple Terrier, Gross, Poncet, Monprofit, Quénu, Doyen, Ricard, Hartmann, Tuffier en France ; Senn, Murphy Moynihan et les frères Mayo en Amérique ; Mayo Robson et Mac Donald en Angleterre ; Kocher et Roux en Suisse ; Kerr, Korte, von Eiselberg, Kraske en Allemagne ; Thiriar, le regretté Gallet et les frères Lambotte en Belgique, etc., ont évolué dans un domaine des plus fertiles. Pourtant, malgré les séries relativement heureuses de ces opérateurs, la majorité des chirurgiens était à peine arrivée à se convaincre de la possibilité pratique et de l'utilité de la résection dans le cancer. Dans ces conditions, on conçoit aisément que l'accord était loin de se faire entre les médecins et les chirurgiens. Ceux-ci engageaient les premiers à cette conversion thérapeutique en ressassant à peu près sensiblement cette formule : « Nos résultats immédiats et éloignés seront meilleurs le jour où vous nous ferez faire des opérations précoces. » De leur côté, les praticiens internistes leur servaient invariablement cette réponse laconique : « Nous vous conduirons de bonne heure nos malades et nous préconiserons l'intervention dès que celle-ci sera devenue bénigne. »

La tâche était ainsi rendue malaisée dans son évolution par suite du cercle vicieux dans lequel se débattaient les « internistes » et les « externistes ». Les chirurgiens devaient montrer des résultats indiscutables, mais le succès était fatalement lié au diagnostic précoce et à l'intervention hâtive ; de plus, il fallait être en possession à la fois d'un *modus faciendi* sûr, capable de prévenir toute faute opératoire de nature à compromettre les suites immédiates, et d'une technique parfaite, susceptible d'assurer le résultat lointain par la large extirpation en un seul bloc de la lésion initiale avec ses ganglions et les troncs lymphatiques intermédiaires. C'est de ce travail indispensable, basé sur l'anatomie pathologique, que j'extrairai en quelque sorte la quintessence, la véritable synthèse chirurgicale, qui a été élaborée durant ces dernières années. En effet, les belles recherches de Mickulicz [1], de Lengemann [2], de Maragliano [3], de Borremann [4], de Pfœrringer [5], de Cunéo [6], de Stephanis [7], de Petersen et Colmers [8], ainsi que celles de Leriche [9], nous ont montré d'une manière précise les territoires lymphatiques de l'estomac et les modes d'évolution locale et ganglionnaire de l'épithélioma gastrique.

Le cancer de l'estomac comporte deux grandes classes : l'épithélioma cylindrique proprement dit, où la disposition des éléments cancéreux revêt la structure pseudo-glandulaire, et le carcinome, où l'agencement des cellules néo-

1. Mickulicz. LXXVe versammlung deutscher naturforscher und aertzte zu Hamburg, 1901. (In *Mündchener med. Wochenschr.*, 1901, p. 6122).

2. Longemann. *Archiv. für klin. chir.*, 1902, n° 68, p. 382.

3. Maragliano. *Beitræge z. chir.*, 1903-1904, vol. XLI, p. 523 et *Centralblatt. f. chir.*, 1903, n° 2.

4. Bormann. *Mitteilung aus den Greuzgeb. d. med. u. chir.*, 1901.

5. Pfœrringer. *Beitræge z. klin. chir.*, 1903-1904, n° 45.

6. B. Cunéo. *Travaux de chirurgie anatomo-clinique d'Hartmann*, 1re série, 1903, p. 244 à 310.

7. Stephanis. *Analyse in Jahrerbericht über die forschritte d. anatom.*, 1905, p. 434.

8. Petersen et Colmers. *Beitrægerr. z. klin. chir.*, 1904, et XXXe congrès de chirurgie de Berlin.

9. P. Leriche. *Des résections de l'estomac pour cancer*, 1906, p. 11.

plasiques réalise des amas plus ou moins irréguliers. La première classe comprend les variétés dentritique, médullaire, squirrheuse, microcystique et colloïde ; la seconde, les formes médullaire et squirrheuse ; enfin on peut observer la fusion des deux types cellulaires dans une même tumeur ; cette cytogenèse donne lieu aux formes mixtes.

Comme tout épithélioma, le cancer gastrique peut s'étendre soit par transformation néoplasique graduelle des éléments voisins, c'est-à-dire par accroissement multicentrique, soit par infiltration progressive des parties continues, c'est-à-dire par propagation unicentrique. C'est ce dernier mode qui est prédominant sinon exclusif : il s'effectue suivant le type expansif ou la modalité infiltrante. Quel que soit le processus de prolifération, on trouve toujours au point où se limite la dissémination néoplasique une zone de contact où prend naissance le tissu sain, les cellules normales étant juxtaposées aux éléments pathologiques [1]. Or, l'extension du carcinome gastrique dans le viscère même se fait surtout par les lymphatiques sous-muqueux. Il en résulte que le péritoine, la musculeuse et la muqueuse peuvent être indemnes alors que la sous-muqueuse est encore histologiquement néoplasique. *Cette zone de contact est à 3 ou 4 centimètres de l'endroit où les tuniques présentent toutes les apparences du tissu sain.* Donc, dans toute résection de l'estomac, pour être sûrement hors de la région infiltrée, ce n'est pas à 1 ou 2 centimètres de la lésion, comme l'ont préconisé naguère Czerny, Eiselberg et Mickulicz qu'il faut faire porter l'incision, mais c'est à 3 ou 4 centimètres des limites apparentes du cancer qu'il est indiqué d'établir la ligne de démarcation de la gastrectomie, de la pylorectomie, de la cardio-œsophagectomie ou de l'extirpation totale de l'estomac.

Tel est le point de technique qu'il convient désormais

1. Petersen et Colmers, *loc. cit.*

d'observer dans toute résection gastrique si l'on veut pratiquer une intervention véritablement radicale aux fins d'obtenir des résultats durables.

Nous pouvons maintenant aborder la synthèse de l'extension lymphatique de la lésion maligne, question primordiale au point de vue des indications opératoires et des résultats éloignés.

L'envahissement ganglionnaire s'effectue par étapes successives. Les cellules cancéreuses, émanées de la tumeur primitive, pénètrent dans les voies lymphatiques pour arriver aux ganglions, dont sont tributaires les troncs vecteurs de la région intéressée, donnant lieu aux adénopathies *immédiates*. Mais dès que se produit la dégénérescence complète de ce premier relai ganglionnaire, formé par les glandes lymphatiques para-stomacales, l'infection se propage à d'autres territoires lymphatiques pour aboutir à des groupes ganglionnaires plus éloignés produisant ainsi les adénopathies *distantes*.

Comme la gastrectomie, intervention radicale et éclectique, est indiquée dans les variétés de cancers gastriques pourvues des seules adénopathies immédiates et qu'elle n'est plus guère applicable aux modalités cancéreuses accompagnées d'adénopathies distantes, où il ne peut s'agir que d'opérations palliatives, le chirurgien doit bien connaître les unes et les autres avec leurs connexions anatomiques respectives pour les retrouver, le cas échéant, dans le cours de son intervention, ou mieux lors de son exploration intra-abdominale ou périgastrique.

Au point de vue des indications opératoires du cancer gastrique, on doit envisager les localisations suivantes des *adénopathies immédiates*.

Pour les *tumeurs du pylore*, il y a lieu de signaler quatre groupes de ganglions : 1° le plus important, celui de la petite courbure, qui s'étend sur le cardia, en suivant les vaisseaux coronaires ; 2° un second longe la grande courbure sur le bord inférieur du vestibule pylorique jusqu'à la moitié de l'estomac ; 3° un troisième est logé dans le grand épiploon entre l'estomac et le côlon transverse ; il complique singulièrement l'intervention quand il est envahi ; 4° enfin, le quatrième groupe, le plus difficilement extirpable, est le rétro-pylorique ou pré-pancréatique, à cause de son adhérence intime au pancréas dont la résection est toujours chose grave. Or, généralement, une pylorectomie comporte l'extirpation en bloc du pylore néoplasique avec les ganglions rétropyloriques et de toute la petite courbure avec le groupe de ganglions situés au voisinage du cardia. Dès 1899, Terrier et Hartmann [1] conseillaient de renoncer à l'extirpation du groupe ganglionnaire qui occupe la tête du pancréas : la récidive, disent-ils, est certaine en pareil cas et l'ablation expose à la mort immédiate. Hartmann a ainsi perdu un de ses malades.

Dans les *tumeurs de la petite courbure*, il faut noter deux groupes : les ganglions du petit épiploon et ceux de la coronaire stomachique.

Lorsque la *grande courbure* est envahie par le cancer, la chaîne sous-pylorique est intéressée la première ; après celle-ci, le second relai est constitué par le groupe de la petite courbure qu'il ne faut pas omettre d'explorer.

Si la *grosse tubérosité* est cancéreuse, les trois ou six ganglions que renferme l'épiploon gastro-splénique sont habituellement infectés. On a parfois rencontré des adénopathies anormales vers la grande courbure, le long de la gastro-épiploïque gauche.

Dans les *tumeurs du cardia*, la propagation lymphatique n'est pas bien élucidée. Dans un cas rapporté par Leriche [2], dans sa thèse de Lyon, déjà citée, il y avait deux ou trois ganglions au-devant de l'œsophage vers la

1. Terrier et Hartmann, *Chirurgie de l'estomac*, 1899, p. 308.
2. Leriche, *loc. cit.*, p. 42.

petite courbure; on n'a pas trouvé de ganglions à gauche, ni de glandes médiastines.

En somme, l'infection ganglionnaire doit être considérée comme constante dans le cancer gastrique. D'après les dernières recherches, on trouve environ dans la moitié des cas des éléments néoplasiques en circulation dans les lymphatiques ou en arrêt le plus souvent embolique, rarement thrombosique dans les ganglions des adénopathies immédiates.

Comme on l'a vu, la dissémination cancéreuse frappe des ganglions déterminés mais envahit irrégulièrement les glandes lymphatiques d'une même chaîne, qui sont les unes franchement néoplasiques, les autres simplement inflammatoires.

L'examen macroscopique étant tout à fait insuffisant pour permettre au chirurgien d'être fixé d'une façon ferme sur la nature des ganglions, ceux-ci pouvant être, d'une part, volumineux sans être infectés ou, d'autre part, être exigus et envahis par des éléments cancéreux, l'extirpation du carcinome doit comporter l'ablation systématique, en masse, des différentes chaînes entières avec les collerettes épiploïques, qui les renferment dans leur dédoublement. En adoptant ce précepte, dont la démonstration n'est plus à faire, on peut affirmer que le meilleur procédé opératoire est celui qui comporte dans toutes ces applications la gastrectomie la plus large.

Les *adénopathies distantes* sont toutes naturellement secondaires à l'infection des ganglions para-stomacaux. Leur apparition révèle une étape plus avancée dans la dissémination cancéreuse à travers le système lymphatique. Elles réalisent des contre-indications formelles à la gastrectomie. Aussi, n'ont-elles qu'un intérêt diagnostique.

Les trois principaux groupes sont: 1° les ganglions sus-pancréatiques, qui sont envahis après les glandes lymphatiques des courbures; 2° les ganglions du hile du foie, qui provoquent l'ictère survenant à une phase ultime de l'évolution du cancer gastrique ; 3° les ganglions du méso-côlon transverse dont l'envahissement dénote des lésions étendues rendant inutile l'ablation du territoire lymphatique précité. Si l'infection de ces masses ganglionnaires constitue autant de contre-indications à l'intervention radicale, il est à peine besoin de dire que l'envahissement des ganglions mésentériques, lombo-aortiques, iliaques, intra-thoraciques, inguinaux, axillaires et sus-claviculaires ne présente guère d'intérêt chirurgical ; tout au plus, ces adénopathies peuvent-elles venir en aide à la diagnose de certains cancers gastriques.

La généralisation par voie sanguine représente le dernier stade de l'évolution de la cancérose gastrique ; on observe alors des métastases dans le foie, le péritoine, le poumon, parfois même dans la rate, le cerveau, les os et la peau. De plus, à cette période ultime, on peut encore relever des complications infectieuses, la surface ulcérée du cancer étant le siège de phénomènes de résorption septique ; c'est dans ces fâcheuses circonstances pronostiques que l'on observe la pyléphlébite, l'abcédation du foie, la péritonite, la pleurésie, la phlegmatia alba dolens, la pyohémie. Parmi ces dernières, la péritonite est la seule affection secondaire qui intéresse le chirurgien ; elle succède le plus souvent à une perforation de l'estomac donnant lieu à de la périgastrite suppurée qui pourra nécessiter l'intervention. Ces collections peuvent d'ailleurs s'ouvrir spontanément dans le côlon transverse ou la plèvre, voire à la paroi abdominale, sous forme de fistule gastro-cutanée [1].

Malgré toute l'importance technique de l'exérèse étendue en matière de récidive cancéreuse, il semble bien que l'on doive tenir compte de la formule histologique

1. Cunéo, *loc. cit.*, p. 309.

des néoplasmes dans la détermination de la fréquence des repullulations cancéreuses. A ce point de vue, Leriche [1] suppose seulement que « la forme colloïde exposera plus que les autres à la récidive, non parce que d'une malignité plus grande, mais parce qu'elle est infiniment plus extensive ». Il invoque à l'appui de cette assertion la double enquête poursuivie par Péterson et Colmers, basée sur l'aspect micrographique des néoplasies suivies d'une guérison durable ou au contraire d'une récidive « sûre ». Voici le résultat de cette épreuve consignée dans le tableau suivant :

	CAS NON RÉCIDIVÉS		RÉCIDIVES SURES	
	Nombre de cas	Non récidives	Fréquences	Récidives
C. adénomateux	16	2	24 %	88 %
Simple	13	2	9 »	85 »
Papillifer et micro-kystique	»	»	6 »	9 »
Gélatineux	3	»	9 »	100 »
C. solide	28	9	57 »	68 »
Alvéolaire	8	3	3 »	62 »
Diffus	9	4	32 »	55 »
Gélatineux	11	2	12 »	82 »
Formes mixtes	9	0	19 »	100 »
	53		20,8 %	

De cette statistique comparée, l'auteur déduit ce fait que le pourcentage fournissant 20 0/0 de guérisons durables, qui résultent d'une manière à peu près adéquate des différentes variétés de tumeurs, « il n'y a pas de groupe histologique ayant une tendance bien accusée à la récidive » ; car, dit-il, le cancer gastrique est un cancer chirurgical sans « connexion conjonctivale » qui joue un rôle capital en matière de récidive.

1. Leriche, *loc. cit.*, p. 57 et 58.

Mais cet optimisme est loin d'être partagé par tous les auteurs qui ont abordé cette question primordiale au point de vue du pronostic opératoire. C'est ainsi que Vinceneux[1] explique la gravité des cas de ses observations II et III par la forme en nappe de leur cancer et par l'infiltration rapide des éléments vers la profondeur sans réaction du tissu interstitiel, la forme diffuse de la cancérose envahissant toutes les couches de la paroi du viscère jusqu'à la surface même de la séreuse péritonéale avec ses adhérences aux organes voisins. Ce qui fait surtout la malignité et qui détermine la récidive rapide de certaines néoplasies, ce n'est pas uniquement leur large extension périphérique ni leur exérèse incomplète, mais bien la forme histologique, en rapport avec la réaction variable du tissu interstitiel et la répartition des éléments cancéreux.

D'autres auteurs[2] ont d'ailleurs défendu la même thèse. En matière de cancérose linguale, Reclus se ralliant à l'opinion de Poirier, qui implique la possibilité de la guérison du cancer de la langue par son exérèse large et précoce, a cité trois malades chez lesquels il a pratiqué cette ablation depuis treize, dix-sept et vingt ans et dont la guérison est restée absolue, c'est-à-dire sans le moindre indice de récidive. Néanmoins, il ne peut se ranger à l'avis de Poirier proclamant que l'ablation précoce et étendue d'un cancer lingual met sûrement le malade à l'abri d'une récidive. Cet auteur a en effet observé des cas dans lesquels l'opération à la fois trop tardive et trop parcimonieuse n'a pas été suivie de récidive même au bout de plusieurs années ; d'autre part, il a opéré des malades dont la tumeur avait été enlevée hâtivement et aussi

1. Vinceneux, *Des indications et des résultats opératoires dans le cancer de l'estomac*. Thèse de Paris, 1906, pp. 61 et 63.

2. Reclus et Lancereaux. *Traitement du cancer de la langue*. (Académie de médecine de Paris. Séance du 26 décembre 1906.)

largement que possible et qui ont succombé dans la même année après une ou plusieurs récidives.

Dans le même ordre d'idées, Lancereaux pense aussi qu'il convient d'établir une distinction entre les cancers ou néoplasies épithéliales, qui ont pour point de départ le feuillet interne du blastoderme et les néoplasies conjonctives développées aux dépens de son feuillet externe ou moyen. Au point de vue clinique, ces deux groupes de tumeurs ont même leurs particularités. Les néoplasies *conjonctives*, qui appartiennent de préférence au jeune âge, débutent par un foyer unique; elles se généralisent par le système lymphatique et sont d'autant plus redoutables qu'elles ont pour point de départ des éléments situés dans un organe plus riche en vaisseaux. Au contraire, les tumeurs *épithéliales*, que l'on rencontre le plus souvent chez les patients âgés, se développent simultanément sur plusieurs points; leur généralisation s'effectue généralement par le système veineux.

D'autre part, Legueu[1] a rapporté l'histoire d'une malade opérée depuis dix ans d'un épithélioma pavimenteux du vagin et qui jouit actuellement d'une santé florissante; à ce sujet, il fait observer que si l'on avait institué un traitement sérothérapique quelconque, on aurait pu en tirer des conclusions favorables à cette thérapeutique. C'est qu'il y a, dit-il, « des cancers qui ne récidivent pas sans que nous puissions dire pourquoi ».

D'après cet ensemble de faits, la question de la récidive doit être considérée comme étant encore bien complexe à l'heure présente : la solution du problème ne paraît pas résider exclusivement dans une exérèse hâtive et étendue. Cette dernière condition est sans doute primordiale et de la plus haute importance dans la chirurgie du cancer, mais, tant il est vrai que le pronostic doit

1. Legueu. *Efficacité du traitement chirurgical dans certains épithéliomes* (Société de chirurgie de Paris. Séance du 15 février 1907).

toujours être réservé, je pense qu'il faut faire quelque restriction en faveur de certaines formes histologiques tout en n'oubliant pas, qu'au-dessus de la structure, il y a encore cette malignité « mystérieuse » en vertu de laquelle deux néoplasmes de texture identique peuvent, dans un même organe, au même âge, chez des sujets de sexe semblable, avoir dans un cas une évolution très lente ou entrecoupée de longs sommeils et dans un autre prendre une allure foudroyante quelle que soit la thérapeutique mise en œuvre.

Quoi qu'il en soit, il n'en est pas moins évident que la question du diagnostic précoce conserve toute sa valeur dans la généralité des cas et l'on conçoit que selon les idées actuelles, on puisse escompter de très longues survies dans la plupart des cancers gastriques si l'on intervient à la phase locale de la maladie suivant les principes logiques de la chirurgie contemporaine auxquels est due l'incontestable amélioration de toutes les statistiques.

Les auteurs classiques considèrent généralement comme symptômes cardinaux du cancer la présence d'une tumeur, la gastrectasie, l'anachlorhydrie, les vomissements mélaniques et l'état cachectique. Aussi, tout praticien diagnostique-t-il facilement chez le patient qui présente une telle symptomatologie le carcinome du pylore suffisamment caractérisé par ces signes essentiels. Il en est sensiblement de même pour les cancers du cardia, dont les troubles subjectifs affectant la déglutition et la résistance opposée au cathétérisme de l'estomac réalisent des indices presque pathognomoniques, dès que l'on peut éliminer les lésions hépatiques et médiastines ainsi que l'hypothèse de la syphilis ou du traumatisme. Le cancer de l'extrémité inférieure de l'œsophage est différencié de celui du cardia par l'œsophagoscopie et par le cathétérisme, la distance de l'arcade dentaire au cardia étant de quarante centimètres. Mais le cancer des faces, de la petite et de la grande courbure, qui respecte les orifices et évolue d'une manière souvent latente, n'est pas aussi aisément dépisté. D'autre part, le diagnostic différentiel est parfois des plus délicats ; a-t-on affaire à un carcinome ou bien à un ulcère de l'estomac, à une dyspepsie grave, à une gastrite chronique avec anachlorhydrie ou encore à un rétrécissement non cancéreux du pylore, sans parler de la sarcomatose et de la linite plastique, qui sont des affections justiciables du même traitement chirurgical que le cancer ? Enfin, en pratique, combien de carcinomes gastriques ne sont-ils pas silencieux ; combien de formes larvées [1] ne se traduisent-elles presque exclusivement que par l'anémie, de la phlegmatia alba dolens ou un simple dépérissement avec inappétence pour la viande, sans aucune localisation cancéreuse cliniquement appréciable ?

Il en résulte que même au médecin, convaincu de l'utilité de la thérapeutique opératoire, il n'est pas toujours loisible d'appeler le chirurgien en temps opportun. Voilà pourquoi, tout sujet âgé d'une cinquantaine d'années n'ayant jusque-là aucun passé gastrique et qui se plaint sans raison plausible de troubles digestifs avec amaigrissement progressif doit être l'objet de la sollicitude médicale la plus minutieuse, surtout si le traitement interne est absolument inefficace. A cette période de début, où il y a du rétrécissement des espaces intercostaux du côté droit (Przewalski), il ne faut par négliger l'examen par la sonde, le tubage à jeun, même répété à diverses reprises, pour élucider le cas, pour mettre en évidence la sténose pylorique au moyen du cathéter, qui ramène des débris alimentaires dans le liquide ainsi extrait le matin ; dès lors, il ne reste plus

1. Bard. Les formes cliniques du cancer de l'estomac. (*Semaine médicale*, 24 août 1904, p. 265.)

qu'à faire l'analyse du suc gastrique. A ce sujet, le secours du laboratoire, qui est aujourd'hui le complément obligé de toute installation médicale ou chirurgicale bien outillée, est indispensable dans la plupart des cas où il s'agit de poser un diagnostic précoce de grande probabilité. On est ainsi amené à rechercher l'état de la chlorhydrie (papier du Congo), de la lacticie (procédé d'Uffelmann), l'albumine engendrée par la surface plus ou moins ulcéreuse du cancer (réaction de Salomon opérée avec le liquide de lavage), à faire la cryoscopie, l'hémodiagnostic, le cyto-diagnostic du liquide gastrique par l'une ou l'autre méthode dont la meilleure paraît être celle de Blanche[1] et à procéder à l'examen des selles sous le rapport de la réaction du sang, de préférence par le procédé très sensible de Meyer, de Munich, basé sur la production, en présence d'eau oxygénée et d'une trace de sang, d'une coloration rouge plus ou moins intense dans une solution alcaline de phénophtaléine réduite par le zinc.

Il ne faut d'ailleurs pas oublier que même chez les patients, où le clinicien peut affirmer l'existence d'une tumeur abdominale appartenant à l'estomac, la besogne diagnostique n'est pas terminée. C'est ainsi que dans un cas de l'espèce le professeur Thiriar[2] formule les mêmes réserves: « Quant à la nature de la néoplasie, nous devons bien convenir avec Guinard[3] que non seulement il n'y a pas de signe absolu de la nature cancéreuse d'une tumeur de l'estomac, mais qu'il n'y a pas davantage de syndrome clinique qui soit pathognomonique. »

De même, en dépit des travaux de Boas, d'Edwald,

1. R. Blanche. Cyto-diagnostic du cancer de l'estomac. (*Semaine médicale*, 19 décembre 1906, p. 604.)

2. Thiriar. Tumeur de l'estomac. Résection pylorogastrique. Guérison. (*La Clinique de Bruxelles*, 4 février 1899.)

3. Guinard. *Traitement chirurgical du cancer*. Thèse de Paris, 1897.

d'Hayem, d'Oppler, de Siegel, de Guttmann et de bien d'autres en cette matière, les indices relevés lors de l'examen chimique et microscopique du suc gastrique n'ont pas non plus de valeur absolue; mais associés aux données cliniques, ils forment un ensemble, un faisceau qui peut donner une grande présomption et singulièrement faciliter la diagnose du carcinome gastrique[1] dans la *phase intermédiaire*[2] de son évolution aux troubles dyspeptiques vagues (comprise entre la première période dite latente et la seconde à symptomatologie objective bien confirmée) la seule qui importe au point de vue de l'opération radicale.

En principe, tout cancer de l'estomac dûment diagnostiqué ou fortement soupçonné est justiciable de l'intervention active, la cancérose gastrique étant une affection essentiellement chirurgicale. Certes, lorsqu'il y a de la métastase cancéreuse dans le péritoine, le foie, la rate, les intestins et de la généralisation ganglionnaire accusée par les adénopathies inguinale, axillaire et surtout claviculaire gauche (Troisier), il semble préférable de laisser ces patients s'éteindre lentement à l'aide d'une médication appropriée (lavage de l'estomac, diète sévère, potion calmante, etc.), que de les soumettre à quelque grave intervention chirurgicale.

Même dans les cas de l'espèce avec sténose pylorique, on a parfois pratiqué par « mesure d'humanité » la gastro-entérostomie dans le seul but de calmer les douleurs et les vomissements intenses et non de prolonger la vie du malade; mais il faut reconnaître que l'utilité de cette intervention palliative ainsi comprise devient alors très

1. D'après Bourget, (*Les maladies de l'estomac et leur traitement*, Paris, 1907, p. 268), il faut toujours rechercher l'hérédité cancéreuse, car on la retrouve dans 12 0/0 environ des cas de tumeur maligne de l'estomac.

2. Pfannenstill. Le diagnostic précoce du cancer de l'estomac (*Semaine médicale*, 19 août 1908, p. 408.)

discutable. Au contraire, la fixité apparente d'une tumeur présentée par un patient dont l'état général n'est pas trop médiocre, ne doit pas faire conclure de suite à l'abstention chirurgicale, l'indication opératoire ne pouvant être nettement posée que sur la table d'opération lors de la laparotomie exploratrice, méthodique et soigneuse.

L'état général des cancéreux mérite toute l'attention des praticiens, qui sont appelés à discuter l'opportunité opératoire, mais il faut bien s'entendre sur l'interprétation qu'il convient de donner à la « cachexie » relevée chez les patients porteurs de néoplasie maligne de l'estomac.

Récemment, le professeur Debove [1], tout en émettant la théorie de l'anarchie cellulaire sur la nature du cancer, affirmait qu'il ne croyait pas à l'existence de la cachexie cancéreuse proprement dite : « J'ai vu, rapporte-t-il, des femmes atteintes de cancers volumineux du sein dont la santé générale n'était nullement troublée. J'ai observé, ajoute-t-il, des malades chez qui un cancer de l'estomac provoquait ce qu'on appelle la cachexie cancéreuse ; une gastro-entérostomie supprimait les effets désastreux du rétrécissement du pylore, et ils pouvaient reprendre momentanément une santé florissante quoiqu'on n'eût pas touché à leur cancer. » Selon cet auteur, l'état cachectique n'est pas dû à une sécrétion spéciale des cellules néoplasiques; « elle est produite soit par la destruction d'un organe essentiel à l'existence, soit par l'obstruction d'un conduit sur lequel le cancer s'est développé (œsophage, pylore, voies biliaires), soit par une infection surajoutée. »

Cette opinion me paraît quelque peu trop exclusive et je suis très enclin à penser qu'elle ne renferme qu'une part de vérité. Je préfère me rallier à la dualité de la

1. Debove. La nature du cancer et de la cachexie cancéreuse. (*La Presse médicale française*, 3 novembre 1906, p. 701.)

cachexie cancéreuse telle que Lambotte [1] en a émis l'hypothèse en soulignant et commentant les conditions dans lesquelles se trouve l'opéré qui fait le sujet d'une très intéressante observation de chirurgie gastrique. « Mais, écrit-il, dans la localisation gastrique, elle est formée de deux facteurs bien distincts : 1° la cachexie carcinomateuse ; 2° la cachexie d'inanition. Or, de ces deux facteurs, le dernier est dans nombre de cas le plus important. Il l'est toujours dans les débuts de l'affection ; il l'est chaque fois que la localisation pylorique est précoce et, d'une façon plus générale, il l'est chaque fois que les troubles digestifs sont fort prononcés dès la première phase du mal. Dans ces circonstances, l'aspect clinique du malade est trompeur ; la maigreur extrême, la pâleur et la faiblesse font croire à l'épuisement spécifique de la vitalité, la petitesse du pouls, l'abaissement de la température et du taux de l'urée, tout concourt à entretenir cette fausse appréciation. Or, il n'en est rien : le sujet est seulement en inanition alimentaire et aqueuse, et comme le cas présent le démontre, il est capable de se refaire et de vivre longtemps en santé satisfaisante, à la condition de lever l'obstacle que la maladie apporte à la digestion et partant à la nutrition. »

Cette pathogénie de la nature de la cachexie n'est pas purement spéculative, puisqu'elle permet au médecin de discerner les cas où l'opération est toute-puissante de ceux qui ne sont plus justiciables de l'intervention chirurgicale, celle-ci étant à la fois dangereuse et incapable de relever l'état général de ces malheureux. En ayant bien présent à l'esprit cette notion essentielle dans l'appréciation de la formule de résistance du malade, le pra-

1. E. Lambotte, de Bruxelles. Un cas de résection du pylore ; guérison ; récidive après deux ans et demi ; gastro-entérostomie ; guérison. Présentation de l'opérée (*Bulletin de l'Académie royale de médecine de Belgique*. Séance du 28 novembre 1903).

ticien pourra souvent, en déterminant l'indication opératoire dans les cas apparemment les plus désespérés, procurer à son patient une survie de plusieurs années.

Cette réserve faite, tout cancéreux gastrique est justiciable de l'intervention chirurgicale immédiate qui doit être autant que possible radicale.

En effet, dans cette exérèse du cancer gastrique, Huberkant accusait en 1894 une mortalité opératoire de 54 0/0, Guinard, en 1898, de 35.3 0/0, Mayo Robson, en 1900, de 30.4 0/0 ; Hartmann[1] résumant non les faits isolés recueillis au hasard des lectures de publications spéciales mais une série de statistiques intégrales, les unes déjà publiées (Kronlein, Kappeler, Kocher, Rutherford, Morison, Ricard, Carle, von Hacker, Roux, Czerny), les autres inédites et communiquées par leurs auteurs (Rydygier, les frères Mayo, Mayo Robson, Garré, Hartmann) trouva une mortalité de 29.5. En 1904, Kocher[2] versait à la discussion sa statistique personnelle comportant 97 cas de résections gastriques pour *cancers contrôlés histologiquement* et opérés par gastro-duodénostomie suivant le procédé de l'auteur. La mortalité immédiate — due soit à la péritonite, au choc opératoire, à la pneumonie, à l'embolie pulmonaire, à la faiblesse cardiaque ou même à la cachexie — qui avait été dans les 52 premiers cas opérés de 1881 à 1898 de 34.6 0/0 est tombée dans les 47 derniers cas à 17.7 0/0, donnant ainsi 82.2 0/0 de guérisons. Et encore, dit-il, « la mortalité directe n'est que de 5 0/0 avec une perforation à l'endroit de la suture et une gangrène partielle du côlon, pendant que les autres cas sont morts de complications pulmonaires existant en grande partie avant l'opération déjà. » Sur ce chiffre considéra-

1. Hartmann. Congrès international de Madrid, 1903 et in *Traité des maladies de l'estomac*, de Soupault, 1905, p. 671.

2. Kocher. *Procès-verbaux et mémoires du Congrès de chirurgie de Paris*, 1904, p. 17.

ble de guérisons, 20 opérés sont encore actuellement vivants, 2 sont trop récemment réséqués pour être signalés; les 18 autres sont opérés : 1 depuis dix mois, 6 depuis un an à un an et sept mois, 2 depuis deux ans et deux mois, 1 depuis six ans, 1 depuis sept ans, 1 depuis onze ans et 1 depuis seize ans et sept mois.

Relativement au maintien de la guérison, en 1903, dans son travail précité, Hartmann déclare qu'il est encore difficile de savoir si, pour la gastrectomie, on a des guérisons réelles ou définitives, la cancérose pouvant réapparaître à une époque plus ou moins éloignée, c'est-à-dire après quatre à cinq ans. A ce point de vue, la durée moyenne de la vie chez les récidivés est variable avec les opérateurs : Eiselberg indique douze mois ; Mickulicz, seize mois ; Kocher, dix-huit mois ; Roux et Goullioud, vingt-six mois. Si l'on admet les chiffres bien connus donnés par Kronlein comme moyenne de l'existence chez les non opérés (102 jours), chez les laparotomisés sans autre intervention (114 jours), chez les gastro-entérostomisés (3 mois de plus que les non opérés), on voit que le bénéfice de la résection est nettement appréciable (Leriche, *loc. cit.*). Enfin, en 1906, Leriche [1] a recueilli 1.230 résections pyloro-gastriques donnant une mortalité opératoire de 25 0/0. Et ce pourcentage n'indique pas encore la mortalité actuelle de l'intervention radicale, attendu qu'elle comporte des faits observés de 1898 à 1901 ; en ne tenant compte que des gastrectomies pratiquées dans ces dix dernières années, c'est-à-dire, sur plus de 1.000 opérations, on n'a plus qu'une léthalité globale de 20. 2 0/0. Ainsi Kappeler, qui avait 38 0/0 de morts dans une première série, n'en a plus que 17 0/0 dans sa seconde ; de même, H. et W. Mayo, qui ont 14 morts sur plus de 100 opérations en statistique intégrale, n'ont plus — du

1. R. Leriche. *Des résections de l'estomac pour cancer*. Thèse de Lyon, 1906, p. 21 et 69.

1er janvier 1904 à avril 1906 — que 6 morts sur 63 résections, soit 9.5 0/0 de mortalité avec une série de 25 cas comportant un seul décès. Dans sa statistique générale des gastrectomies pour cancers, Leriche relève 88 cas de guérisons considérées comme définitives, c'est-à-dire dont les opérés ont plus de trois ans de survie, le plus ancien datant de seize ans, cinq de dix ans et trente-quatre autres de cinq à dix ans ; or, si elle atteint ce chiffre avec une technique habituellement insuffisante, il est légitime d'espérer que les résultats ne tarderont pas à devenir meilleurs.

Tels quels, ces faits observés par des opérateurs rompus à la chirurgie gastrique exécutée suivant des procédés techniques les plus divers sont très encourageants et plaident en faveur de la méthode des interventions très larges pour des cancers très limités. Sans doute, la récidive nous apparaît comme une épée de Damoclès toujours suspendue sur la tête des opérés et l'acte chirurgical ne peut assurer d'abord la guérison opératoire puis le maintien indéterminé de cette dernière à tous les cancéreux de l'estomac eu égard aux restrictions que nous avons déjà formulées ; mais les succès plus ou moins durables sont assez constants dans les cas de diagnose opportune pour que l'on puisse agir sur l'entourage afin de déterminer le malade à courir les chances d'une longue ou *d'une moyenne survie* dont la durée était, par exemple, de trois ans et huit mois pour les gastrectomisés du professeur Roux de Lausanne en 1901 [1]. Dès lors, on assiste à une véritable résurrection du malade : la maigreur fait place à un embonpoint satisfaisant ; le teint cachectisé, à un facies relativement coloré ; l'anorexie, à l'appétit ; les vomissements, à d'assez bonnes digestions stomacales ; les douleurs disparaissent en même temps que l'hu-

1. Voir Kolbe. *Le cancer de l'estomac et son traitement chirurgical.* Lausanne, 1901.

meur assombrie se dissipe ; en somme, ces malades reprennent leur vie accoutumée avec les meilleures espérances.

D'ailleurs, lorsque la résection n'est plus applicable, on peut souvent avoir recours à la gastro-entérostomie ; celle-ci sera toujours indiquée dans tous ces cas inopérables où existe de la stase alimentaire aux fins de délivrer les patients des douleurs, des régurgitations, des vomissements provoqués par la sténose pylorique. La gastrojéjunostomie est ici indiquée au même titre que la trachéotomie, la cystostomie, la gastrostomie, interventions appliquées à des cancers inextirpables. Si cette opération, pratiquée dans la cancérose gastrique, n'a pas la gravité de la gastrectomie, elle n'est pourtant pas tout à fait bénigne. Aussi, en 1903, Hartmann [1] rapporte que les statistiques de Huberkant et de Chlumkidj accusent 42 0/0 de mortalité, la sienne 28 0/0 en 1905, celle de Monprofit [2] 2 0/0 et en 1906 celle de Vinconeux [3] (service du professeur Terrier) un décès sur douze opérations. Le danger de l'intervention résulte du shock toujours imminent chez ces cachectiques. Aussi, sans prendre parti pour les boutonnistes ou les suturistes, est-ce dans ce but que le bouton de Murphy [4] ou mieux une des variétés françaises, le bouton de Jaboulay, qui dans ses applications générales a des avantages et surtout des inconvénients, a-t-il été vivement préconisé par plusieurs chirurgiens, notamment par Villard [5], dans les sténoses cancéreuses avec

1. Hartmann. *Traité des maladies de l'estomac*, de Soupault, p. 674.

2. Monprofit. Remarques sur une série de 260 gastro-entérostomies. (*Procès-verbaux et Mémoires du Congrès français de chirurgie*, 1905, p. 830.)

3. Vinceneux. *Des indications et des résultats opératoires dans le cancer de l'estomac.* Thèse de Paris, 1906, p. 38.

4. V. Pauchet. Des indications du bouton de Murphy dans la chirurgie gastro-intestinale. *Procès-verbaux du Congrès franç. de chir.*, 1903, p. 372.

5. Villard. La valeur des boutons anastomotiques dans la chirurgie de l'estomac. (*Bulletin de la Société de chirurgie de Lyon*, mai 1903, p. 165.)

mauvais état général, en raison de la rapidité de la technique de l'anastomose.

Quoi qu'il en soit, si dans certains cas, la disparition des symptômes engendrés par le rétrécissement peut être telle qu'elle provoque chez ces opérés l'illusion absolue de la guérison, il faut noter que les résultats ne sont généralement pas brillants. Hartmann[1] signale bien qu'un de ses opérés a vécu deux ans sans éprouver le moindre trouble gastrique, que Mickulicz a observé une survie de deux ans et deux mois ; Lucke et Edwald, chacun une de trois ans ; Alsfed, une de trois ans et demi ; Stendel, une de trois ans et demi, une de quatre ans, une de cinq ans et demi ; de même Vinceneux relève une survie de trois ans parmi les douze cas opérés (obs. VIII). Aussi, dans ces longues évolutions du cancer, les auteurs en arrivent à douter de l'exactitude du diagnostic porté au cours de l'intervention ; Vinceneux va même jusqu'à émettre l'hypothèse syphilitique de la tumeur gastrique chez le malade précité. En tout état de cause, le résultat éloigné le plus fréquent consiste dans une survie moyenne de six à sept mois ainsi qu'il ressort des observations de Kronlein, Roux, Mayo, Kappeler, Czerny, Terrier et Hartmann. L'amélioration n'est jamais aussi grande que celle que l'on constate à la suite des gastrectomies heureuses : en effet, tandis que sur onze opérés, Vinceneux note que neuf ont pu reprendre durant un certain temps leur profession pénible, Hartmann note que les troubles subjectifs disparaissent, que les patients engraissent pendant quelques mois, mais qu'ils restent anémiés et ne récupèrent pas leurs forces primitives car ils s'essoufflent si facilement qu'ils ne peuvent guère se livrer à un travail continu nécessitant quelque effort physique.

1. Hartmann, Traité de Soupault, *loc. cit.* et *in* Hartmann et Soupault. Les résultats éloignés de la gastro-entérostomie dans la *Revue de chirurgie*, 1897, p. 137.

Le plus souvent, les sténosés du pylore, qui ont été soumis à ce drainage gastro-intestinal, ne souffrent plus, ne vomissent plus, acquièrent parfois un léger embonpoint — sauf quand la bouche gastro-intestinale devient insuffisante — mais l'état général reste peu satisfaisant et le chimisme stomacal n'est guère modifié attendu qu'on laisse se développer dans les parois du viscère un foyer de toxines.

Comme nous le verrons plus loin, la gastro-entérostomie donne des résultats merveilleux dans les affections bénignes de l'estomac ; mais, dans la cancérose, sa valeur n'est que toute palliative, son influence étant parfois bien éphémère. Néanmoins, par pure humanité, il serait cruel de la refuser aux malheureux porteurs de lésions malignes non extirpables, que l'on suppose pouvoir faire encore les frais d'un semblable trauma opératoire ; grâce à elle, les patients peuvent doucement, sans crises à grands fracas, se diriger vers la mort, calmes et pleins d'illusions...

Sans doute, on ne peut toujours faire profiter les malades des bénéfices de l'intervention, soit que la diagnose ait été trop tardive, soit que les patients refusent de se faire opérer tant que leur estomac se vide ; par suite, l'état local et général de ces malades devient tel que leur cas se présente au chirurgien dans des conditions d'opérabilité peu favorables. Même en cette occurrence où l'on serait tenté de refermer le ventre en se bornant à une laparotomie exploratrice parce que l'on estime impraticable toute opération radicale ou palliative, le chirurgien n'est pas encore tout à fait désarmé : la jéjunostomie trouve alors son application dans tous les cas où la gastro-entérostomie ne saurait être pratiquée par suite de l'extension trop grande du cancer aux parois de l'estomac, de la rétraction complète de l'organe ou de la coexistence d'une sténose néoplasique du cardia.

Dans son travail relatant vingt observations de l'espèce — avec trois morts — dues à Garré de Kœnisberg, Loyal [1], croit même la jéjunostomie indiquée dans le cas où le cancer occupe la petite courbure, la face antérieure, la grosse tubérosité quand il n'y a pas de sténose et lorsque la stase gastrique relève de l'atonie de la paroi car le résultat de la gastro-entérostomie est bien douteux en de telles circonstances.

Dans les 44 cas de jéjunostomie pratiquée pour cancer gastrique de 1894 à 1903 par Eiselberg [2], et ses élèves, 13 ont été opérés *in extremis*, 2 étaient des réséqués du pylore et 5 autres, des gastro-entérostomisés; dans 4 cas, il y avait des troubles de la déglutition produits par la cancérose cardiaque et dans 2 cas, perforation du cancer dans le côlon et la paroi abdominale. Sur ces 44 malades, il y a eu 29 guérisons opératoires, c'est-à-dire 65.9 0/0 dont la survie moyenne a été de soixante-sept jours. Comme on peut le constater, la survie consécutive à la jéjunostomie n'est souvent pas bien longue ; elle a été en moyenne de quatre-vingt-sept jours chez les opérés mentionnés par Loyal et a varié de vingt à deux cent trente jours. Dans ces divers cas, cette opération a eu pour effet de faire disparaître les douleurs, les vomissements et parfois même des hémorragies en soustrayant l'organe au contact irritant des aliments tout en assurant l'alimentation du malade dont elle retarde en même temps la cachexie ; chez la moitié de ces sujets, les vomissements et les phénomènes douloureux n'ont pas reparu jusqu'à la mort. C'est là un notable résultat qui est de nature à justifier la jéjunostomie appliquée à des cancers inopérables et à compenser dans une certaine mesure les

1. A. Loyal. Contribution à l'étude de la jéjunostomie (*Semaine médicale*, 9 janvier 1907.)

2. Lempp. Sur la jéjunostomie. (*Archiv. für klin. Chir.*, LXXVI, 1905, pp. 1 et 2.)

inconvénients éventuels de cette intervention, telles l'incontinence de la fistule et la difficulté d'alimenter le malade par ce pertuis abdominal. Aussi constate-t-on un revirement sérieux en faveur de la jéjunostomie que Maydl [1] déclare préférer à la gastro-entérostomie dans les termes suivants : « La jéjunostomie, par le nombre de cas auxquels elle peut s'appliquer, par la sécurité de sa méthode, par sa facilité d'exécution, même sans anesthésie, par sa faible mortalité, par le bon fonctionnement de la fistule, par la durée de la survie, la garantie qu'elle donne contre la récidive de la sténose, doit être préférée à la gastro-entérostomie et considérée comme l'opération de choix quand il s'agit d'une sténose pylorique d'origine cancéreuse. » Cet optimisme est-il justifié? Seule, la pratique future pourra nous répondre.

En raison même de la multiplicité des indications de la gastro-entérostomie, l'exclusion du pylore [2] et la duodénostomie [3], rarement mises à contribution, jusqu'ici ne me paraissent pas appelées à prendre une bien grande extension en chirurgie stomacale parce que leurs résultats sont notablement inférieurs à ceux de la jéjunostomie dont le pouvoir paraît assez limité : la survie est parfois si éphémère et si pénible chez les malades qui l'ont subie! Quant à la gastrostomie, qui semble céder le pas à la jéjunostomie, elle n'est guère appliquée que dans le cancer du cardia où elle apporte à ces malheureux irrémédiablement perdus une atténuation des souffrances qui les conduit lentement à une fin plus douce que celle de la mort brutale par inanition. Et même dans ces derniers temps, a-t-on vu étendre les indications de la gastrectomie aux lésions malignes de cette portion orificielle dont

1. Maydl. Weitere beitrage zur indikationsstellung der jejunostomie. (*Wien Klin. Rundschau*, 4 janvier 1903.)

2. Terrier et Hartmann. *Chirurgie de l'estomac*, 1899, p. 315.

3. Hartmann. *Travaux de chirurgie anatomo-clinique*, 3e série, 1907, p. 351.

la topographie est pourtant peu favorable à une exérèse stomaco-ganglionnaire bien réglée comme cela se pratique pour les tumeurs pyloriques.

En résumé, dans quelles conditions applique-t-on les opérations que nous venons de passer en revue ?

Le diagnostic ferme ou très probable de cancer étant posé et l'intervention chirurgicale acceptée par le patient, on pratique une laparotomie exploratrice, médiane et sus-ombilicale. La boutonnière abdominale étant faite, on se porte de suite vers le pylore et la petite courbure, le foie ayant été préalablement relevé et l'estomac abaissé en bas et à gauche aux fins de bien étaler la région pylorique. On explore ensuite la zone cardiaque et la grosse tubérosité. On termine par l'examen de la face postérieure du viscère — qui doit être attiré en avant — au moyen de la main glissée dans l'arrière-cavité à travers le ligament gastro-colique effondré, en dessous de l'artère gastro-épiploïque. S'il y a lieu, la même manœuvre est exécutée à travers le petit épiploon [1] de façon à bien se rendre compte de l'état du pylore, de la petite courbure et des ganglions correspondants de la partie postéro-supérieure.

Durant l'examen ainsi pratiqué suivant la méthode de von Hacker, le chirurgien s'est assuré de la topographie, du siège et des rapports de la tumeur, de sa mobilité — la masse étant souvent fusionnée avec le côlon transverse par exemple — de ses adhérences éventuelles avec les organes voisins et de l'état des ganglions périgastriques. *Dès lors, la gastrectomie est indiquée : si le cancer est circonscrit et mobile ; si les viscères voisins semblent sains ; si les adhérences sont lâches et peu étendues ; si l'arrière-cavité des épiploons est libre, sans fusion de la tête du pancréas avec le néoplasme ; si la métastase n'a pas dépassé*

1. Leriche. *Loc. cit.*, p. 127.

les groupes ganglionnaires longeant le ventricule ; enfin, si l'état général n'est pas tellement précaire que l'on doive redouter le choc opératoire, si l'on ne relève pas chez le patient de l'athéromasie, des cardiopathies non compensées, du diabète, de la néphrite ou des affections pulmonaires graves telles que la tuberculose, l'emphysème et la bronchite chronique, états pathologiques, qui contre-indiquent toute intervention chirurgicale de quelque importance.

Cette opération de choix, la gastrectomie, qui peut procurer une survie exceptionnellement longue quand elle est pratiquée à la phase débutante ou silencieuse de maintes néoplasies malignes, comporte l'exérèse de la masse ganglionnaire en un seul bloc avec rétablissement de la continuité digestive. *La tumeur avec ses ganglions doit donc être enlevée pour ainsi dire « en vase clos » et les incisions limitrophes portées, comme il a été dit plus haut, en zone saine à 3 ou 4 centimètres au delà des tissus manifestement infiltrés.*

C'est dans ces conditions que l'on est amené à pratiquer une pylorectomie, une pyloro-gastrectomie ou une gastrectomie médio-gastrique ou cylindrique partielle, voire atypique [1]. Comme on l'a vu, la cardio-gastrectomie est pour ainsi dire restée dans le domaine expérimental ; sauf quelques tentatives isolées, peu brillantes, on pratique habituellement dans cette indication la gastrotomie ou la jéjunostomie — qui sont des opérations d'urgence bénignes — dans la cancérose sténosante du cardia où l'alimentation n'est plus possible par la voie naturelle ou gastro-œsophagienne. *Il s'ensuit donc que dans les autres cas de cancer « cardiaque » où le diagnostic a même été confirmé par la cœliotomie exploratrice, si le malade avale bien, toute l'intervention sera bornée pour*

1. Consultez G. Tisserand. *Les gastrectomies partielles non orificielles.* Thèse de Lyon, 1906.

ainsi dire toujours à ce seul acte chirurgical. Cette règle de conduite a été suivie dans les observations XIX et XXI de la thèse de Vinceneux basée sur des faits puisés dans la pratique « actuelle » d'opérateurs rompus aux difficultés de la chirurgie gastrique.

D'autre part, malgré l'audace croissante des opérateurs, le cardia a été considéré jusqu'ici comme un *noli me tangere.* Cette exérèse cardio-ganglionnaire avec excision de l'extrémité inférieure de l'œsophage implique non seulement la section inévitable des nerfs vagues — qu'on dit compatible avec la vie — mais elle comporte maintes difficultés techniques, qui rendent l'intervention d'une excessive gravité.

Enfin, si d'une manière générale, la gastrectomie est indiquée dans les lésions bien limitées et circonscrites des parois, l'extirpation totale de l'estomac dirigée contre les cancers diffus de l'organe n'est pas admise par tous les chirurgiens bien que Herczeel ait établi ce fait que les métastases ne sont pas en rapport direct avec le degré de diffusion des néoplasies de l'estomac. Après avoir rappelé dans sa thèse inaugurale [1] les travaux de Schlatter, de Zurich, qui fit la première ablation de cet organe, de Bardeleben, de Moyniban, de Mayo Robson et de Boeckel, Leriche a réuni quatre-vingt-dix-sept observations de gastrectomie totale avec une mortalité de 39 0/0. Il résulte de l'ensemble des faits recueillis que la question de savoir si l'on peut vivre sans estomac est résolue aujourd'hui dans le sens affirmatif, mais l'extirpation complète de ce viscère est exceptionnellement grave.

Quand l'opération radicale n'est plus possible, soit par suite des progrès de la généralisation cancéreuse, soit parce que la bienfaisante influence d'une gastrectomie est anéantie par une récidive néoplasique au niveau de

1. Leriche. *Loc. cit.*, p. 210.

la bouche intestinale, *on peut recourir à la gastro-entérostomie s'il y a des phénomènes de stase ou de sténose pylorique*, qui sont des plus fréquents dans la cancérose stomacale. A ce sujet, je dois signaler une tendance technique que l'on relève dans la pratique de nombreux chirurgiens. Naguère, on avait recours à la méthode transmésocolique de von Hacker — dont l'exécution dure vingt-cinq minutes — chez les patients dont l'état général était médiocre, réservant le procédé en Y de Roux — alors considéré comme plus physiologique mais qui ne pouvait être terminé en moins de cinquante minutes — pour les malades, dont la situation était encore satisfaisante ; à l'heure présente, la cause est jugée : la simple gastro-entérostomie avec anse courte exécutée suivant les principes énoncés plus loin dans la chirurgie de l'ulcère de l'estomac mérite la faveur des praticiens en raison de ce fait que d'une part le reflux du suc pancréatico-biliaire est plus utile que nuisible à la digestion et que d'autre part les dangers du circulus viciosus ne sont guère à craindre. L'adoption de cette nouvelle ligne de conduite est ici particulièrement heureuse, étant donnée l'importance de la brièveté de l'intervention chez les cancéreux cachectiques, peu résistants à l'anesthésie et au shock opératoire.

Toutefois, lorsqu'on ne trouve plus de paroi libre qu'à la face antérieure ou que l'immobilisation de l'estomac rend inaccessible la face postérieure, on procède à la gastro-jéjunostomie antérieure de Wolfler. Si tout l'organe est envahi, il ne peut plus s'agir d'anastomose gastro-intestinale ; dès lors, on n'a plus que cette ressource de pratiquer la jéjunostomie. C'est ce que fit Terrier, par exemple, au malade de l'observation XXIII [1] chez lequel l'indication opératoire est pour ainsi dire typique : « Néo-

1. Vincenoux. *Loc. cit.*, p. 141.

plasme envahissant la petite courbure et les faces antérieure et postérieure, ne laissant qu'un tout petit espace vers le cardia. Impossibilité d'une gastro-entérostomie. Aussi jéjunostomie, fixation de l'anse jéjunale au péritoine, ensuite à l'aponévrose, ouverture et fixation de la muqueuse à la peau. »

Dans une thèse récente, David[1] formule les indications de la jéjunostomie de la façon suivante : 1° carcinome non sténosant s'accompagnant de douleurs vives et de vomissements fréquents ; 2° carcinome sténosant, si la résection ou la gastro-entérostomie est impossible ; 3° carcinome du pylore coexistant avec un carcinome du cardia ; 4° carcinome compliqué de perforation ; 5° carcinome s'accompagnant d'un état général tel qu'il ne permet pas une gastro-entérostomie techniquement possible. Pour être juste, il faut bien dire que certains chirurgiens, tels que Mickulicz, Kronlein, Monprofit, Ledner — et David pourrait ajouter Hartmann — repoussent la jéjunostomie dans le cancer, les uns pour ses dangers immédiats, les autres en raison de leur aversion pour une fistule intestinale.

Quoi qu'il en soit, on sait que la jéjunostomie a surtout été pratiquée en Allemagne. En France et en Belgique où l'on ne s'en montrait guère partisan, cette opération a été peu mise à contribution, du moins jusqu'ici, parce que le bénéfice de cette intervention a paru trop aléatoire — peut-être à tort étant donné le revirement actuel — à beaucoup de chirurgiens, qui justifient leur abstention par l'état pitoyable dans lequel la jéjunostomie jette ses sujets (incontinence de la fistule, défaut d'alimentation). Dans ces tristes circonstances, une foule d'opérateurs réduisent toute leur intervention à une laparotomie exploratrice, qui est ordinairement bénigne et a

1. David. *De la jéjunostomie.* Thèse de Paris, 1907, p. 29.

paru apporter à ces malheureux une amélioration passagère. Les faits recueillis dans la thèse de Vinceneux et ceux observés chez les malades de Stewart [1] et de Gosset [2] réalisent des exemples actuels tout à fait typiques de cette heureuse influence déjà maintes fois signalée.

Sarcome de l'estomac.

Comme il en a été fait mention au début de ce chapitre, cette étude des indications opératoires dans les affections malignes de l'estomac vise à la fois le cancer, le sarcome et le léiomyome malin [3] considéré par l'école de Lyon comme une entité morbide, dont l'évolution clinique est pour ainsi dire similaire.

Au point de vue purement anatomique il n'en est pas de même ; le sarcome (lympho-sarcome, le plus fréquent, le s. globo-cellulaire et le s. fuso-cellulaire dont l'évolution est plus lente) et le léiomyome peuvent se présenter sous quatre aspects bien distincts. Ces lésions malignes revêtent ainsi la forme : 1° de tumeur infiltrée nettement circonscrite ; 2° de nodules disséminés ; 3° d'une néoplasie infiltrant toute la paroi absolument comme la linite plastique ; 4° d'une grosse tumeur limitée, sessile ou pédiculée. En clinique, les localisations électives de ces néoplasmes ne sont également pas celles du carcinome. Si dans les 61 observations colligées par Howard [4], par exemple, la tumeur était diffuse treize fois et limitée dans les autres cas, le pylore était intéressé seize fois (alors

1. P. Sancerot. *Le cancer de l'estomac à évolution lente.* Thèse de Lyon, 1906, p. 253.

2. Vinceneux. *Loc. cit.*, obs. XIX et XXII, p. 120 et 136.

3. Goullioud. Du léiomyome malin de l'estomac. Un cas de pylorectomie pour cette affection. (*Proc.-verb. Congr. fr. chir.*, 1903, p. 357.)

4. Howard. *Journal of the American med. Asso.*, 1902 [illegible] par Leriche.

que le cancer détermine la sténose pylorique dans 60 0/0 des cas), le cardia trois fois et la grande courbure vingt-six fois.

Dans l'exposé des indications opératoires de la cancérose gastrique, je n'ai pas parlé d'une manière plus spéciale des tumeurs sarcomateuses, dont l'extension locale et ganglionnaire est sensiblement la même que celles des néoplasies cancéreuses les plus typiques ; par suite, les considérations techniques et les indications opératoires précédemment émises peuvent leur être totalement appliquées : comme dans le carcinome gastrique, l'intervention radicale et éclectique est la résection large aussi hâtive que possible, l'opération palliative par excellence est la gastro-entérostomie. Pour se convaincre de cette analogie chirurgicale, il suffit de jeter un coup d'œil sur le tableau suivant [1] dressé par Lecène et Petit et dont le pourcentage est particulièrement favorable à l'exérèse des diverses variétés de cette néoplasie maligne.

			Morts	Guérisons
1° Laparotomie exploratrice		1	1	»
2° Gastro-entérostomie		5	4	1
3° Gastrectomies	Sans réunion des 2 bouts	1	1	»
	Bilroth (1re manière)	4	1	3
	» (2e »)	1	»	1
	Kocher	1	»	1
4° Ablation de la tumeur et résection limitée de la paroi gastrique		7	1	6
5° Incision d'abcès sous-hépatique dû à une perforation gastrique		1	1	»
6° Ablation de la tumeur sans ouverture de l'estomac		1	»	1
7° Entérostomie pour occlusion chronique causée par la compression du gros intestin		1	1	»
8° Ablation de la tumeur avec résection du côlon transverse		1	1	»
		24	11	13

1. Lecène et Petit. *Revue de gynécologie et de chirurgie abdominale*, n° 6, 1904.

Si l'on élimine de ces vingt-quatre cas deux exérèses exécutées sans véritable résection gastrique, on constate que la mortalité de la gastrectomie dans la sarcomatose de l'estomac est de 11 0/0.

Quant aux résultats éloignés à l'étude desquels Philipp [1] a apporté une certaine contribution, il faut attendre la production de statistiques intégrales quelque peu notables pour apprécier la survie post-opératoire. Toutefois, Leriche [2] rapporte que dans quatre cas de gastrectomie subtotale pour sarcomatose nodulaire ou diffuse, trois de ces malades sont encore en vie après six ans (Schoff), quatre ans (Jordan in Philipp) et deux ans et demi (Morton).

Linite plastique.

La linite plastique sera étudiée ici comme une lésion maligne faisant la transition des affections cancéreuses aux maladies non néoplasiques de l'estomac.

La lésion gastrique, ainsi désignée par Brinton, est considérée comme une néoplasie conjonctive et bénigne [3] par les uns, comme une variété de squirrhe par d'autres, qui se basent sur ce fait que l'on y décèle très souvent des éléments épithéliaux ou endothéliaux, caractéristiques d'une affection cancéreuse. C'est à cette hypothèse que se rangent aujourd'hui beaucoup d'auteurs, notamment Vautrin et Hoche [4] ainsi que Testi et Zaccarria [5], qui ont pro-

1. Philipp. *Thèse de Heidelberg*, 1904, n° 45.

2. Leriche, *loc. cit.*, p. 25.

3. D'après Wilks, la linite plastique constituerait une affection primitivement péritonéale. Au contraire, selon Hanot et Gombault, elle serait secondaire : elle résulterait d'une gastrite chronique. Enfin, d'autres auteurs pensent qu'elle est due à une lésion du tissu cellulaire. (Cités par Jonnesco, Congrès de Bruxelles, p. 280).

4. Vautrin et Hoche. Considérations sur la linite plastique (*Presse médicale française*, 1er juillet 1906).

5. Testi et Zaccarria. Sur la nature de la linite plastique (*R. critic di clin. med.*, 1905, n° 38).

cédé à un examen histologique très complet des cas qu'ils ont rencontrés.

Au point de vue anatomique, elle est caractérisée par un épaississement et une induration considérables portant surtout sur les tissus séro-muqueux et musculaire ; elle est localisée au pylore ou généralisée à tout l'organe.

Pour Soupault, la linite plastique est « une forme de cancer à réaction fibreuse exagérée étouffant pour ainsi dire les cellules épithéliales et ne leur permettant pas une rapide généralisation ». Il invoque à l'appui de cette assertion la dégénérescence cancéreuse des ganglions, l'envahissement péritonéal de la lésion et sa généralisation aux parties voisines, caractères qui prouvent sa nature infectante.

Bien que la linite localisée se révèle par la sténose pylorique et que la forme généralisée se traduise par une symptomatologie susceptible d'être divisée en deux périodes, le diagnostic de cette lésion, dont l'évolution est parfois très lente, soit même d'une durée de huit à dix ans, est rarement possible sur le vivant : on la confond avec la péritonite chronique ou tuberculeuse, une maladie du foie et surtout avec le cancer, dont elle affecte souvent l'allure clinique sans toutefois entraîner chez le malade l'anémie et le teint jaune paille.

Quoi qu'il en soit, étant donné la conception actuelle sur la nature de cette affection, si la forme localisée est reconnue au cours d'une cœliotomie, c'est à l'exérèse de la lésion néoplasique largement pratiquée comme dans le cancer qu'il convient autant que possible de donner la préférence. En revanche, si l'on a affaire à la linite plastique généralisée, la plupart des opérateurs rejettent la gastrectomie totale pour pratiquer la gastro-entérostomie, que Roux considère comme la meilleure opération, dont est justiciable cette affection si singulière de l'estomac.

En réalité, les indications opératoires ne sont pas

encore nettement établies. Si son traitement ne peut être évidemment que chirurgical, la linite plastique a donné lieu à autant d'opinions divergentes en matière thérapeutique qu'en anatomie pathologique.

Les observations publiées sont d'ailleurs trop peu nombreuses pour que l'on puisse se faire une opinion ferme, d'autant plus que l'intervention a été bien diverse. C'est ainsi que certains opérateurs ont pratiqué dans la linite plastique la gastro-entérostomie (Chaput-Pilliet et Roux, de Lausanne, 1896) et d'autres chirurgiens, la pylorectomie (Chaput-Œttinger, 1900 et Delbet-Brissaud, 1904). De même, en 1905, Soupault [1] observait encore un malade gastro-entérostomisé par Roux depuis quatre ans pour linite plastique généralisée. D'autre part, dans un cas de linite totale, où il dut se borner à la laparotomie exploratrice en raison du mauvais état général de son malade, Jonnesco [2] déclare que la seule opération rationnelle serait la résection totale de l'estomac avec cardio-jéjunostomie. Dans ces conditions, j'estime que l'on ne peut guère tirer aucune conclusion dûment motivée — relative au choix de l'intervention — d'un ensemble restreint de faits opératoires aussi disparates, bien que l'histogenèse actuelle de cette lésion doive plutôt porter le chirurgien à en faire l'exérèse systématique.

1. M. Soupault. *Traité des maladies de l'estomac*, 1906, p. 497.

2. Jonnesco. Aff. non cancér. de l'estomac (*Congr. de chir. Bruxelles*, 1905, p. 280.)

II

INDICATIONS OPÉRATOIRES DANS LES AFFECTIONS BÉNIGNES

La chirurgie de l'estomac, primitivement limitée au traitement des affections cancéreuses, est aujourd'hui étendue à la thérapeutique de la plupart des maladies dites «médicales», parce qu'elles sont restées longtemps l'apanage exclusif de la médecine, et «bénignes» bien qu'elles soient souvent le reflet de lésions graves pouvant être mortelles. Aussi pourrait-on les désigner plus justement sous le terme générique de lésions « non néoplasiques » si ce groupe d'affections ne comportait pas l'étude des tumeurs sténosantes de bonne nature et plus loin celle des corps étrangers de l'estomac.

Ce progrès considérable, réalisé dans le cours de ces dernières années, est surtout l'œuvre des chirurgiens, qui, par l'amélioration progressive de leurs statistiques ayant trait aux résultats des premières interventions dirigées contre la cancérose gastrique, montrèrent toutes les ressources que l'on pouvait appliquer à la cure des affections non néoplasiques de l'estomac. C'est ainsi qu'après avoir confié aux chirurgiens des malades voués à une mort certaine, on se mit à leur adresser des patients frappés de sténose pylorique non maligne. Telle fut la genèse de l'ère brillante non simplement des guérisons opératoires, mais des éclatants succès thérapeutiques attestés notamment par l'influence bienfaisante et durable du nouveau pylore fonctionnant comme l'ancien orifice normal.

Dès lors, la perméabilité de cette issue gastrique ne tarda pas à dominer les indications opératoires de la chirurgie stomacale. Certes, on pratique d'autres opérations dans la continuité de la paroi gastrique, mais c'est sur ce segment à la fois canaliculaire et sphinctérien que se concentre de plus en plus l'intérêt chirurgical. Qu'il s'agisse d'une obstruction ulcéreuse ou cicatricielle ou d'un changement d'axe ou de situation nocif malgré la perméabilité anatomique, le col de l'estomac joue, en pathologie comme en thérapeutique, un rôle capital par suite des troubles engendrés par la stase alimentaire.

A ce point de vue, en se reportant sur le terrain chirurgical, on ne saurait assez insister sur les guérisons définitives, les véritables résurrections de malades, traînant une existence pénible depuis des années, qui furent assurées par le fonctionnement parfait des pylores artificiellement créés par la gastro-entérostomie. Au fur et à mesure que s'accentuait la bénignité de cette dernière opération, d'autres procédés chirurgicaux virent le jour, au point que la fréquence de leur application a été telle que l'on peut faire le bilan de leurs résultats immédiats et éloignés pour en fixer les indications désormais si variées.

C'est en effet dans ce groupe d'affections gastriques que la thérapeutique chirurgicale rencontre ses meilleures conditions, mais celles-ci doivent être bien précisées et justifiées ; en somme, si l'on veut faire acte de bonne chirurgie, il est indispensable que cette thérapeutique exige ses plus formelles indications.

L'idée première de l'intervention chirurgicale dans certaines affections bénignes de l'estomac revient à Gussenbauer qui écrivait en 1876 : « A mon avis, il est évident qu'une sténose gastrique marquée, qui, par ses suites, entraînera nécessairement la mort, indique encore plus qu'un cancer l'ablation du pylore. » Mais c'est Rydygier [1] qui en 1882, a mis ce principe en pratique en enlevant le pylore atteint d'ulcère sténosant chez une malade qu'il pouvait encore montrer guérie en 1900. C'est aussi le même auteur qui publia le premier cas de guérison de sténose fibreuse du pylore traitée par la gastro-entérostomie, qui devait prendre dans la suite une extension si considérable. Bientôt à celle-ci, vinrent s'ajouter d'autres interventions, telles la pyloroplastie, la gastrorraphie, la gastropexie, la gastrolysis, etc. Dans ces conditions, on conçoit que cette chirurgie, aussi diversifiée et surtout pratiquée dans ces dernières années ait été le point de départ d'un grand nombre de travaux ou de statistiques élaborés sensiblement par les mêmes auteurs qui ont été à la tête de la croisade chirurgicale naguère dirigée contre les affections cancéreuses de l'estomac.

La pratique de ces interventions dans les lésions non néoplasiques a donné à Hartmann [2] sur vingt-trois cas opérés de 1895 à 1899, 21,73 0/0 de mortalité et sur quarante-deux malades traités de 1900 à 1902, 9,52 0/0 de léthalité. On voit donc que le chiffre des décès est considérablement diminué dans la dernière période, bien qu'il serait plus réduit, dit cet auteur, si les médecins ne laissaient pas trop affaiblir leurs malades avant de les confier à la chirurgie. En effet, il est à remarquer qu'une statistique uniquement composée de trente-neuf cas opérés en temps utile n'accuse que 2,56 0/0 de mortalité, alors que dans une seconde série, constituée par vingt-cinq malades opérés à une phase plus ou moins tardive de leur affection, elle révèle 32 0/0 de léthalité. Ce résul-

1. Rydygier. Mein aeltester bisjetz am Leben Gebliebener foll von pyloruresehtion. (*Centralbl. für chir.*, Leipzig, 1900, n° 32, p. 813).

2. Hartmann. *Travaux de chirurgie anatomo-clinique*, 3ᵉ série, 1903, p. 19.

tat est la meilleure preuve de l'importance du rôle du médecin dans la détermination opportune de l'indication opératoire.

Gastrites.

En principe, la chirurgie n'a que faire dans la gastrite aiguë ; il ne peut en être question que dans la forme phlegmoneuse — dont la littérature médicale n'a enregistré qu'une soixantaine de cas — lorsque la collection purulente peut être approximativement déterminée.

La gastrite chronique simple a été l'objet de tentatives chirurgicales de la part de divers opérateurs, qui n'ont guère été suivis dans cette voie.

Novaro est le premier, qui a préconisé en 1887 la gastro-entérostomie dans la gastrite chronique ancienne. Le second cas est dû à Wesphalen, publié en 1890. Bientôt Doyen (1892) pratiqua quelques opérations ressortissant à cette nouvelle indication. Dès lors, paraissent le Mémoire de Defontaine (1897) relatant de nouveaux cas dans les *Archives provinciales de chirurgie* et le travail de Degorce (1898), ainsi que les thèses inaugurales à la fois plus explicites et plus documentées de Pinatelle, de Lyon, et de Leroy, de Paris (1892) [1].

De même au Congrès de chirurgie tenu à Bruxelles en 1905, Monprofit, qui est intervenu quinze fois pour gastrite chronique, ne donne pas les résultats éloignés de ces gastro-entérostomies et ne justifie pas autrement celles-ci que par les conclusions générales, qui terminent son intéressant rapport sur la matière : « Les affections non cancéreuses de l'estomac, qui ont résisté à des tentatives sérieuses et raisonnables de traitement médical, sont

1. Monprofit, Affections non cancéreuses de l'estomac (*Procès-verbaux du congrès de chirurgie*, Bruxelles, 1905, p. 83).

presque toutes curables par le traitement chirurgical; 2° la plupart de ces affections sont beaucoup plus rapidement et plus pratiquement guéries par une opération que par un traitement médical. » Ce sont là deux propositions par trop simplistes, auxquelles je ne puis souscrire, parce qu'elles sont de nature à ouvrir la porte à un grand nombre d'abus, car la plupart des gastrites chroniques *simples* sont curables par une thérapeutique médicale bien comprise et longtemps suivie, où la chirurgie ne doit jouer aucun rôle.

Dyspepsies.

Sous le titre de « dyspepsies rebelles » dans lesquelles on est intervenu, on englobe plusieurs entités morbides, dont la nature est essentiellement différente. Aussi est-il difficile d'établir un pourcentage, qui ait quelque valeur : les cas opérés, étiquetés sous ce vocable, sont trop disparates et souvent l'état gastrique n'est pas renseigné dans les observations de l'espèce. Certes, la question des dyspepsies constitue l'un des chapitres les plus obscurs de la pathologie, mais un examen clinique complet permet fréquemment de faire un diagnostic étiologique, c'est-à-dire de déterminer *s'il s'agit d'une véritable dyspepsie liée à des troubles fonctionnels ou au contraire d'un état dyspeptique subordonné à une lésion organique tels que la gastrite, le cancer, l'ulcus, l'une ou l'autre forme de sténose pylorique.* Or, ces troubles fonctionnels, qui peuvent consister en symptômes de déficit ou d'hyperactivité suivant qu'ils sont provoqués par un état de dépression ou d'hyperexcitabilité, revêtent deux types de dyspepsie inorganiques : la dyspepsie gastrique asthénique et la dyspepsie

1. L. Leroy. *De la gastro-entérostomie dans les affections non cancéreuses de l'estomac.* Thèse de Paris, 1902.

gastrique hypersténique qui comprend elle-même trois variétés : l'hyperchlorhydrie simple, l'hyperchlorhydrie digestive et l'hypersécrétion à jeun, gastrosuccorrhée ou maladie de Reichmann.

On conçoit aisément que l'intervention, systématiquement pratiquée dans toutes les dyspepsies rebelles, n'aura pour résultat qu'une guérison opératoire suivie d'un insuccès thérapeutique. Il en est souvent ainsi lorsque la dyspepsie n'est que le résultat de l'hyperesthésie du plexus solaire sans le moindre trouble moteur ou sécrétoire. Et de fait, combien de malades frappés de dyspepsie nerveuse, d'anorexie mentale, de borborygmes hystériques, etc., ne retireraient aucun bénéfice de la gastro-entérostomie. C'est ainsi que Leroy [1] a pu colliger un certain nombre d'observations, où l'intervention chirurgicale s'est montrée impuissante parce qu'elle avait été appliquée à des gastropathies, où elle n'était pas indiquée. Tels sont notamment les cas qu'il convient de bien diagnostiquer dans la pratique courante.

A ce point de vue, l'exemple de Brunner rapporté par Hartmann [1] est tout à fait typique. La malade, qui fait l'objet de l'observation était une femme de trente-deux ans, qui, depuis neuf ans, souffrait de douleurs gastriques sous forme de crampes après les repas avec hyperchlorhydrie et vomissements fréquents. On pratique la gastro-jéjunostomie postérieure. La malade guérit au point de présenter un chimisme normal six semaines après l'opération.

Mais deux mois sont à peine écoulés qu'elle est reprise des mêmes symptômes douloureux avec réapparition de l'hyperchlorhydrie. Une opération est alors simulée en même temps que l'on fait de la suggestion. L'état de la patiente se modifie progressivement d'une manière si favorable qu'elle est totalement guérie l'année suivante. N'est-ce

1. Hartmann. *Travaux de chirurgie anatomo-clinique*, 1re série, p. 210.

pas la meilleure preuve que l'on avait affaire à une névropathe atteinte d'une hyperstónie gastrique justiciable de la suggestion, qui tout d'abord mise en œuvre aurait évité une opération intempestive ?

Il existe en effet de « faux gastropathes » que l'on doit savoir soigner, qu'il ne faut pas examiner en tant que gastropathes. Comme le font judicieusement remarquer Dejerine et Gauckler[1] « ce n'est pas de gastropathies existant chez les névropathes et fournissant une indication thérapeutique spéciale qu'il s'agit, comme trop souvent on l'a dit, c'est en présence de gastropathies de nature névropathique, gastropathies d'origine psychique qu'on se trouve. Ces gastropathies sont justiciables, uniquement justiciables du traitement général commun à toutes les psychonévroses, c'est-à-dire de la psychothérapie. »

Aussi, relativement au bilan pratique des opérations exécutées chez les « vrais gastropathes », les travaux qui s'accumulent sans cesse établissent que dans les dyspepsies douloureuses ou rebelles ne présentant aucun indice de syndrome pylorique (spasme ou rétrécissement) la gastro-entérostomie, dont on a voulu faire une sorte de panacée chirurgicale, ne fournit que des résultats médiocres ou absolument nuls. C'est ce que nous verrons encore dans une variété de ces dyspepsies inorganiques, la gastrosuccorrhée, à laquelle nous consacrons un chapitre spécial. Cette recherche de syndrome pylorique est d'une importance capitale attendu que la gastro-entérostomie agit différemment selon que le pylore est ou non perméable. Ainsi, quand la sténose pylorique est complète et que l'estomac se vide chez le gastro-entérostomisé, l'évacuation ne peut se faire que par la bouche artificielle. Il n'en va plus de même chez le gastro-entérostomisé à pylore

1. Déjerine et Gauckler. « Les fausses gastropathies, leur diagnostic et leur traitement. » (*Journal médical de Bruxelles*, 1907, p. 507.)

perméable[1]. La question[2] a été élucidée : 1° par des expériences pratiquées sur l'animal (chat) et consistant dans l'examen radioscopique de l'évacuation de l'estomac après l'ingestion d'une bouillie bismuthée, dans l'étude du cheminement des corps étrangers (repas à la ficelle) et dans celle du fonctionnement de l'intestin et des fistules intestinales artificielles ; 2° par l'étude des résultats cliniques de l'intervention chirurgicale et les renseignements tirés du fonctionnement des fistules spontanées ou opératoires. Or les notions anatomo-physiologiques ainsi dégagées ont mis en évidence ce fait que tant que le *pylore est perméable, le contenu stomacal passe toujours dans l'intestin par cet orifice sans utiliser la bouche gastro-jéjunale*. Et si la clinique démontre que la gastro-entérostomie améliore et guérit des malades dont le pylore est *anatomiquement perméable* c'est que dans la plupart de ces cas il existe du spasme pylorique — qui cède parfois au traitement médical — dont la disparition est ici due à la taille stomacale, qui a rempli son rôle principal, sinon exclusif, dans l'évacuation gastrique. Voici comment Gray[3] justifie cette opération dans cette circonstance :

La partie cardiaque de l'estomac se présente sous la forme d'un réservoir où s'accumulent les aliments pour y subir l'action du suc gastrique. Ce n'est que quand ils ont été suffisamment attaqués par celui-ci qu'ils sont expulsés de la poche cardiaque dans la portion pylorique. Or, dans les cas d'hyperacidité du suc gastrique, il se pro-

1. P. Delbet, Guinard, Hartmann, Legueu, Ricard, Souligoux, Tuffier. Discussions sur la gastro-entérostomie. *Bull. de la Soc. chir. de Paris*, 1907, t. XXXIII et 1908, t. XXXIX.

2. Guibé. Le fonctionnement de la bouche stomacale chez les gastro-entérostomisés à pylore perméable. *Journal de chirurgie*, avril 1908, p. 1 à 11.

3. H. M. W. Gray (Aberdeen). Considérations sur le fonctionnement de l'estomac et l'opération de la gastro-entérostomie. (*The Lancet*, 1908, n° 4408, 22 février, p. 549 à 555.)

duit du *spasme du pylore*, qui s'oppose à la progression du contenu de l'estomac. La gastro-entérostomie permet l'évacuation de ce suc acide ; dès lors, l'excitation de la muqueuse intestinale détermine la sécrétion du suc bilio-pancréatique et l'arrêt de la production du suc gastrique. Il résulte donc de cette constatation que la gastro-entérostomie n'agit pas comme un simple drainage de l'estomac, mais aussi en réalisant comme une sorte de soupape de sûreté ou de court-circuit. C'est pourquoi la nouvelle bouche doit être placée aussi près que possible du tube pylorique.

Maladie de Reichmann.

La maladie de Reichmann est essentiellement caractérisée par la gastrosuccorrhée, c'est-à-dire l'hypersécrétion continue de suc gastrique que l'on rencontre chez des dyspeptiques présentant du clapotage stomacal le matin, de l'amaigrissement considérable ou des accès douloureux avec vomissements, la stase pouvant faire défaut.

Dès 1882, Reichmann fait de ce syndrome une entité morbide spéciale s'accompagnant ou non de spasme du pylore, mais ne reconnaissant pas pour cause une sténose due à une lésion organique, tel un ulcère, par exemple. L'existence de cette gastro succorrhée idiopathique est très controversée. Ainsi, tandis que Reichmann attribue la gastrosuccorrhée à l'hypersécrétion glandulaire et continue de l'estomac, Hayem pense que la première est le résultat d'une rétention engendrée par une sténose incomplète, pylorique ou sous-pylorique. Le matin, à jeun, on peut ainsi extraire de l'estomac un liquide résiduel, acide et filant ; il est constitué par du suc gastrique pour ainsi dire pur et presque toujours coloré en vert par de la bile dans les cas de sténose sous-pylorique. Si l'on trouve dans ce liquide de la bouillie alimentaire, la stase peut être rapportée sans conteste à la sténose pylorique; mais s'il n'y en a pas, il semble assez étrange qu'un rétrécissement pylorique ou sous-pylorique laisse passer les aliments à l'exclusion du liquide gastrique.

Reichmann attribuait la gastrosuccorrhée à la sécrétion continue de l'estomac et aussi à la rétention sans toutefois en rechercher la cause. Bientôt certains auteurs ne tardèrent pas à l'expliquer par l'atonie de l'estomac, quand en 1892 parurent les travaux de Bouveret et Devic[1] distinguant deux formes d'hypersécrétion, l'une *aiguë intermittente* et l'autre *continue et permanente*. La première variété se manifeste sous forme de crises gastriques dans l'évolution de certaines affections organiques des centres nerveux, tels le tabès, la paralysie générale, la sclérose en plaques ou bien à la suite de surmenage intellectuel ; la seconde variété permanente est due à l'hyperchlorhydrie avec hypersécrétion et se complique fréquemment d'ulcère de l'estomac ; la dilatation du viscère résulte de l'hypersécrétion, de la non-digestion des matières amylacées, du spasme du pylore provoqué par le contact de la muqueuse avec le liquide hyperacide de la gastrite, elle-même amenant l'atonie stomacale. De plus, à l'heure présente, on en admet une troisième variété, déjà signalée par Strauss voilà dix ans, la gastrosuccorrhée digestive — due d'après Weig et Calvo tantôt à l'atonie de l'estomac, tantôt à l'hypersécrétion du suc gastrique — dont Boas[2] vient de rapporter l'histoire de douze cas de

1. Bouveret et Devic. *La dyspepsie avec hypersécrétion gastrique, maladie de Reichmann*. Paris, 1901 et *in* Bouveret. *Traité des maladies de l'estomac*. Paris, 1893.

2. Boas. De la gastrosuccorrhée digestive. (*Semaine médicale*, 22 mai 1907, p. 245.)

l'espèce dûment diagnostiqués par l'institution de repas d'épreuve.

La pathogénie indiquée par Bouveret et Devic fut considérée comme exacte jusqu'au moment où Hayem se crut autorisé à considérer la sténose mécanique comme étant le *primum movens* de la gastrosuccorrhée hyperchlorhydrique. Mais bientôt des opinions contraires se firent jour. Ce fut d'abord Robin, qui défendit aussi la thèse de l'obstacle causal mais de nature spasmodique; puis Debove, qui estima que l'hyperchlorhydrie était primitive et le spasme secondaire. Jonnesco[1] est du même avis : pour lui la cause du spasme réside bien dans l'hyperchlorhydrie. Il invoque à l'appui de cette assertion que, d'une part, les recherches de Boas, d'Edwald, de Funger et d'Ulman démontrent qu'une hyperacidité de 2 à 5 0/0 engendre le spasme et la stase gastrique et que, d'autre part, dans les cas où le bicarbonate de soude neutralise l'excès d'acide chlorhydrique et dont le résidu stomacal est extrait par le cathéter et les lavages, l'organe se vide parfaitement en raison de la disparition du spasme. Enfin, comme nous le verrons à propos du pylorospasme, Carle et Fantino ainsi que Soupault sont d'un avis tout à fait opposé; le spasme est pour eux toujours secondaire à une lésion pylorique attendu que dans tous les cas d'hyperchlorhydrie dès que l'obstacle pylorique est levé par la gastro-entérostomie, tout rentre dans l'ordre, ces lésions — cicatrices, ulcères, fissures — étant tout simplement le point de départ d'un réflexe producteur du spasme.

En tout état de cause, il me semble résulter de cette étude pathologique que la gastro-entérostomie ne doit pas être appliquée systématiquement à tous les cas de maladie de Reichmann comme il en a été fait par maints chirurgiens. A notre sens, deux éléments doivent domi-

1. Jonnesco. Proc.-verb. du congrès chir. Bruxelles, 1905. *Aff. non cancér. de l'estom.*, p. 242.

ner le débat de l'indication thérapeutique, qui sera tranché par l'examen du liquide gastrique retiré de l'estomac à jeun par le cathéter : l'hypersécrétion due à la suractivité glandulaire et la stase résultant de l'insuffisance motrice. En effet, *la gastrosuccorrhée pure, de nature spasmodique, n'est justiciable que du traitement interne : le régime lacté absolu associé à la médication belladonée doit être prescrit avec insistance. Il n'en est plus de même dans la gastrosuccorrhée avec résidus alimentaires ; la présence de ces derniers dans l'estomac étant provoquée par la stase, qui non traitée finit par engendrer la dilatation gastrique, la gastro-entérostomie est formellement indiquée;* le traitement médical et le *régime post-opératoire* par les graisses et les féculents est dès lors strictement suivi par le patient aux fins de permettre secondairement la *restitutio ad integrum.*

Crises gastriques du tabès.

L'histoire étiologique et pathogénique de la dyspepsie établit que ses symptômes gastriques et extra-gastriques peuvent affecter la forme de crises nerveuses aux allures brusques, dramatiques ou relativement lentes et précédées d'une phase prodromique. Ces crises doivent être attribuées à la prédominance de quelque symptôme dû à l'irritabilité du plexus solaire, tels la douleur dans la gastralgie simple et la crise du tabès, l'hypersécrétion de la gastroxie, enfin les vomissements et la boulimie.

Les crises gastriques, au cours desquelles les patients se croient enserrés comme dans un étau et sont tourmentés par des vomissements, peuvent être *réflexes*, c'est-à-dire secondaires à une lésion du foie, du rein, de l'utérus, ou *dyscrasiques*, c'est-à-dire dues aux intoxications, aux infections, aux altérations du sang, ou surtout *symptoma-*

tiques des maladies gastriques fonctionnelles, organiques ou enfin *la résultante d'affections nerveuses* centrales ou inorganiques.

La crise gastrique du tabès, qui représente le type de ces crises nerveuses, est la seule qui fixera spécialement notre attention parce qu'elle a été récemment l'objet de tentatives chirurgicales plus ou moins heureuses.

Relativement à la diagnose, deux points doivent être résolus. Tout d'abord, la crise gastrique doit être différenciée des coliques hépatiques, néphrétiques ou saturnines ainsi que de la névralgie intercostale ; ensuite il faut pouvoir affirmer la nature tabétique du syndrome. Ce diagnostic est aisé si l'on relève chez le patient des douleurs fulgurantes, des crises vésicales ou intestinales, les signes d'Argyll Robertson, de Westphall et de Romberg, les paralysies oculaires et aussi des arthropathies, qui se rencontrent souvent avec la crise gastrique. Mais si cette dernière se révèle comme un signe exclusif et préataxique, elle peut être confondue avec toutes les variétés de crises ; le début inopiné et la terminaison brusque de ces crises espacées de périodes intercalaires pendant lesquelles les fonctions gastriques paraissent normales autorisent à écarter les crises douloureuses dyspeptiques mais, non selon Debove, les crises « essentielles » ou troubles périodiques de nature nerveuse que Charcot fait pourtant rentrer dans le cadre des troubles initiaux du tabès.

Depuis longtemps, ces crises tabétiques ont été traitées par le repos, les révulsifs et les médicaments analgésiques les plus variés sans que cette thérapeutique amène quelque amélioration notable. Il n'est dès lors pas étonnant que la répétition des violentes douleurs résultant des difficultés qu'éprouve le contenu gastrique à franchir le pylore ou le duodénum ait suggéré l'idée de pratiquer la gastro-entérostomie dans le but d'assurer l'évacuation de l'organe.

Le professeur Dubar, de Lille [1], ayant observé en 1898 une amélioration à la suite d'une divulsion digitale du pylore chez un patient atteint de crises tabétiques, a fait en 1903 la gastro-entérostomie à un second diabétique « souffrant de crises gastriques si intenses que le patient voulait se suicider » ; or, depuis cette époque, non seulement les crises n'ont pas reparu, mais l'état gastrique, qui s'était modifié favorablement peu après, reste excellent. Leroy, de Lille, se basant sur l'heureuse issue du malade opéré par son maître, a récemment gastro-entérostomisé un tabétique de 39 ans qui présentait des crises gastro-intestinales peu espacées : il a vu cesser toute manifestation douloureuse un mois après l'intervention. De même Docq a rapporté, l'an dernier, dans les *Annales de la policlinique centrale de Bruxelles* un cas de l'espèce où la gastro-jéjunostomie, a provoqué une amélioration considérable dans l'état de sa malade. Il faudrait maintenant savoir si les bons résultats immédiats ont été durables chez les malades de ces trois observations, ce qui n'a pas été le cas du tabétique observé par le professeur Schultze, de Bonne [2].

Ce patient fut opéré quatre fois par quatre opérateurs différents et ce ne fut qu'au bout de quatre ans que l'interprétation exacte des accidents fut enfin fournie. Le sujet, âgé de 57 ans, avait commencé à souffrir en 1902 de crises gastriques douloureuses, qu'on rapporta au saturnisme ; mais comme les crises se répétaient et étaient aggravées par des vomissements, on les attribua à la sténose pylorique, que l'on se mit en devoir de traiter par la gastro-entérostomie antérieure. Après une accalmie de six mois, les mêmes symptômes se reproduisirent ; on fit

1. Traitement des crises gastriques du tabès par la gastro-entérostomie. (*Semaine médicale*, 20 février 1907, p. 93).

2. Les crises tabétiques du tabès simulant la sténose pylorique. (*Semaine médicale*, 26 juin 1908, p. 308.)

une cœliotomie exploratrice : la bouche gastro-jéjunale fonctionnait bien et l'on ne releva qu'une légère coudure de l'intestin, qui fut rectifiée par une suture.

Cette intervention fut encore suivie d'une sédation dans les symptômes, qui fit bientôt place à des douleurs plus intenses; à celles-ci fut opposée une troisième laparotomie dans laquelle on fit une entéro-anastomose. Les suites opératoires furent également excellentes pendant quelques mois au terme desquels on assista à une nouvelle récidive; cette dernière conduisit à une quatrième cœliotomie, qui permit de confirmer le bon état des anastomoses et l'absence de toute lésion. Sur ce, on porta le diagnostic de neurasthénie.

L'opérée, continuant à souffrir, entre en 1906 à la clinique médicale de Bonne, où les signes certains du tabès furent relevés sans qu'il fût possible de déceler dans les phases les plus critiques aucun trouble moteur ou sécrétoire de l'estomac. Certes, on ne peut affirmer que le diagnostic de tabès aurait déjà pu être porté lors de la première intervention, mais ce que l'on peut constater c'est que les gastro-entéro-anastomoses établies furent inefficaces dans ce tabès débutant et avec Eschbaum on peut s'étonner que l'immobilité ou la faible réaction de la pupille ne fut pas remarquée et n'ait mis sur la voie de la pathogénie précise du tabès.

Bien que l'on ne puisse tirer aucune conclusion ferme de ces faits isolés, la quatrième observation est pourtant assez suggestive pour dicter la prudente réserve avec laquelle il faut attendre l'épreuve du temps avant de proclamer l'excellence des résultats de l'intervention chirurgicale dans cette gastropathie tabétique.

Syphilis de l'estomac.

Naguère, la syphilis gastrique était considérée comme une affection excessivement rare; maintenant que l'attention est attirée sur cette localisation de l'avarie, les cas s'en sont multipliés et la documentation accuse aujourd'hui une bibliographie très chargée.

Déjà en 1904, Barbier [1] avait pu recueillir dans la littérature médicale de tous les pays 91 observations de syphilis de l'estomac dont 56 avaient été vérifiées à l'autopsie, tandis qu'en 1907 Pater [2] fixait à 130 le nombre de cas actuellement enregistrés, tout en déclarant que chaque fois que les lésions ont été décelées à la nécropsie ou à la cœliotomie exploratrice, il s'agissait de tertiarisme; par contre, lorsque le diagnostic reposait sur les seuls signes cliniques ou sur l'efficacité du traitement spécifique, on relevait environ une fois sur quatre la syphilis secondaire.

Au point de vue anatomo-pathologique, les lésions peuvent être divisées en cinq groupes : la gastrite diffuse inflammatoire (hyperémie avec infiltration leucocytaire), les néoformations gommeuses (tumeurs arrondies ou plaques d'induration blanchâtres, jaunâtres ou plus rarement rougeâtres), les ulcères, les cicatrices, les lésions sténosantes.

Au point de vue symptomatique, la syphilis stomacale peut revêtir les aspects les plus divers : gastrites douloureuses, dyspepsies variées, crises de vomissements, d'inappétence, ulcère, cancer. Ainsi, la syphilis secondaire peut se présenter sous forme de catarrhe simple, d'ulcère ou de désordres fonctionnels, la période tertiaire affecter

1. Barbier. *Syphilis de l'estomac*. Thèse de Paris, 1904.

2. Pater. *Sur la syphilis de l'estomac*. Thèse de Paris, 1907 et in *Syphilis de l'estomac* (*Gazette des hôpitaux*, nos 128 et 131, nov. 1907).

une des trois modalités cliniques suivantes : *la gastrite chronique simple, l'ulcère rond syphilitique* avec ses hématémèses abondantes sur lesquelles a insisté Dieulafoy [1], le *pseudo-cancer,* véritable linite ou tumeur simulant la néoplasie maligne dont l'infiltration plastique se localise le plus souvent au pylore entraînant la sténose avec tout son cortège de symptômes classiques.

Le diagnostic de syphilis stomacale a été rarement posé sur le vivant car il est entouré de sérieuses difficultés : la symptomatologie et le chimisme gastrique n'offre aucune particularité et la recherche de l'agent pathogène, le spirochete pallida, dans le contenu gastrique n'a pas été positive jusqu'ici. Le praticien ne peut donc baser sa diagnose que sur la notion de syphilis antérieure du sujet, sur la présence de stigmates divers de syphilis chez le patient (cicatrices spéciales, éruptions tertiaires, gommes, périostites, signes de syphilis héréditaire), sur l'inefficacité des moyens thérapeutiques ordinaires et sur l'amélioration rapide sous l'influence de la médication spécifique, qui, instituée en temps opportun, évitera l'intervention chirurgicale. Cette assertion me semble bien démontrée dans le cas de Frieman-Ward rapporté par Pater. Il s'agissait d'un homme arrivé au dernier degré de l'inanition et de l'anémie par troubles gastriques avec hématémèses chez lequel l'incision abdominale, pratiquée pour une gastro-entérostomie, montre une tumeur pylorique volumineuse. En présence de la faiblesse extrême du malade, l'intervention est différée ; le ventre est refermé. Le malade est soumis à la médication iodurée. Or, une laparotomie faite six semaines plus tard permet de constater la disparition de la tumeur pylorique.

Certes, on le voit, la diagnose ne réalise qu'un diagnostic de probabilité et non de certitude, mais dès qu'il est

1. Dieulafoy. Acad. méd. Paris, 1898.

posé, l'opportunité de la thérapeutique chirurgicale ne peut être mise en discussion que dans deux circonstances : 1° *dans le cas d'extrême urgence déterminée par une perforation ou par une hématémèse foudroyante*, du moins pour les chirurgiens qui interviennent dans l'hémorragie abondante ; 2° *dans la sténose pylorique consécutive au processus cicatriciel de ces ulcérations spéciales*. Toutes les autres manifestations si polymorphes de la syphilis stomacale sont avant tout justiciables du seul traitement spécifique et c'est aux fins de respecter l'organe que l'on aura recours à la médication hydrargyrique par voie hypodermique et à l'administration rectale de l'iodure dissous dans du lait.

Tuberculose de l'estomac.

La tuberculose est susceptible de déterminer sur l'estomac soit des troubles fonctionnels, soit de la gastrite chronique, soit de véritables lésions tuberculeuses. Ces dernières, si l'on en excepte la tuberculose inflammatoire de Poncet [1] non définitivement entrée dans le cadre nosologique [2], donnent lieu à deux variétés de tuberculose chirurgicale : la forme ulcéreuse et la forme hypertrophique dont la symptomatologie n'offre aucun caractère défini, la tuberculose comme la syphilis évoluant fréquemment sous le masque de l'ulcère simple.

Les érosions ou petites ulcérations ne sont généralement pas assez profondes pour déterminer des cicatrices capables d'engendrer un rétrécissement du pylore. Il n'en est plus de même de la lésion tuberculeuse typique, c'est-à-dire l'ulcère tuberculeux — avec ses ganglions

1. Poncet. *La tuberculose inflammatoire de l'estomac* (Soc. chir. Paris, séances des 27 mai, 8 et 15 juillet 1908).

2. Delbet, Kirmisson, Tuffier. *Des rétrécissements du pylore d'origine tuberculeuse* (Soc. chir. Paris, séances des 17 juin et 15 juillet 1908).

caséeux périgastriques volumineux — le plus souvent unique mais parfois multiple, qui semble avoir une prédilection pour le pylore.

La tuberculose gastrique, qui est une affection très rare, est généralement secondaire. En 1905, Soupault pouvait encore écrire dans son remarquable *Traité des maladies de l'estomac* : « On ne connaît pas encore de tuberculose locale de cet organe. » La même année, Ruge [1], qui a trouvé dans la littérature médicale deux cas de tuberculose primaire, en a publié un troisième dans lequel un homme de 50 ans, porteur d'une tumeur stomacale, souffrait de douleurs gastriques avec inappétence. L'affection évoluait chroniquement et des vomissements étaient apparus depuis un mois. En mars 1893, on pratique une première opération bientôt suivie d'une seconde intervention en vue de combattre les troubles dus à la sténose pylorique. Le patient sort en juillet de la même année et revient en février 1904, cette fois avec une pleurésie double et dans un état cachectique ; il meurt en juin 1904. Le diagnostic clinique était : carcinome gastrique avec de nombreuses métastases ; la diagnose à la nécropsie confirmait les lésions métastatiques dans le péritoine, les plèvres, les ganglions lymphatiques du bassin et de la région inguinale. Seulement, l'analyse microscopique établit qu'il s'agissait d'une lésion tuberculeuse à début gastrique et à propagation par voie lymphatique sans la moindre lésion pulmonaire.

La cœliotomie étant faite, on reconnaît la tuberculose gastrique aux caractères suivants : la lésion pariétale se présente sous forme d'une induration assez élastique *qui siège dans la région pylorique en empiétant sur les premiers centimètres du duodénum*, ce qui la différencie du cancer de l'organe. A la coupe, la tranche est de couleur

1. Ruge, Tuberculose primaire de l'estomac (*Beitrage sur Klinik der Tub.*, 1905, n° 3 et *Weiner Klinik Wochenschrift*, 1905, n° 12).

variable, marbrée de jaune ; la muqueuse offre souvent une large ulcération, ayant tendance à s'enrouler autour du pylore, surélevée par infiltration abondante de la sous-muqueuse, à bords décollés ; la tuberculose gastrique se développe à la fois aux dépens du fond et de la surface, sous les bords, de telle sorte qu'il est susceptible de produire des fistules. Comme lésions extra-pariétales outre celles propagées à d'autres viscères, on constate que le péritoine est enflammé, épaissi et adhérent au pylore et aux organes du voisinage et que les ganglions sont souvent caséeux, l'envahissement pouvant porter sur la chaîne de la petite courbure ou sur le groupe rétro-pylorique provoquant de véritables sténoses par compression ganglionnaire.

Les complications sont les accidents d'ulcérations (hématémèse et perforation) et l'extension des lésions tuberculeuses.

La sténose tuberculeuse, qui a des maximums de fréquence entre 20 et 30 ans, a été peu opérée. Chevrier [1] dit qu'on n'en connaît qu'une vingtaine d'observations. Pourtant la statistique italienne de Mattoli [2], portant sur 500 opérations pour lésions non cancéreuses de l'estomac, accuse déjà vingt-neuf cas de pyloro-duodénite tuberculeuse parmi lesquels il y eut cinq morts, soit 17 0/0 ; dans les vingt-quatre guérisons opératoires, cinq malades moururent quelques mois après l'opération et deux opérés furent tourmentés de crises gastralgiques dues à la périgastrite post-opératoire.

Doit-on avoir recours à l'opération radicale ou à l'intervention palliative ? L'exérèse est presque toujours dangereuse à cause des lésions péri-pyloriques et viscérales fré-

1. Ricard et Chevrier. *De la tuberculose et des sténoses tuberculeuses* (Exposé de titres Chevrier à l'agrégation, Paris, 1907).

2. Mattoli. *La gastro-enterostomia.* Rome, 1903, pp. 247 et 250.

quentes. Ricard et Chevrier[1] n'ont recours ni à la section de brides fibreuses, comme ils l'ont pourtant faite, ni à la jéjunostomie, ni à la pyloroplastie, très en vogue en Italie ; ils préconisent *comme opération de choix la gastro-entérostomie* dont les résultats éloignés ne sont guère brillants pour cette affection : dans leur statistique de treize opérés, on ne trouve qu'un malade bien guéri la seconde année.

Ulcère de l'estomac.

L'ulcère de l'estomac est une affection toujours grave et essentiellement médico-chirurgicale à toutes les périodes de son évolution.

Au point de vue anatomo-pathologique, l'ulcère gastrique peut être catarrhal, tuberculeux, syphilitique et même actinomycosique, mais c'est l'ulcère rond ou perforant, qui se caractérise surtout par la tendance à creuser les tissus plutôt en profondeur qu'en surface. A ces variétés, il faut encore ajouter le mal perforant externe de l'estomac décrit par Hayem[2]. C'est une nouvelle forme de l'ulcère gastrique siégeant sur la face péritonéale de l'organe, qui est en même temps atteint de périgastrite. Dans les nécropsies, Hayem a noté que les ulcères externes coexistaient avec des ulcères internes. Ces derniers sont provoqués par l'acidité gastrique, tandis que les premiers résultent d'un trouble trophique des nerfs gastriques intra-pariétaux. Les ulcérations intéressent la paroi gastrique postérieure dans les 4/5 des cas et l'antérieure chez 5 0/0 des malades chez lesquels la tendance à la perforation est la plus marquée.

1. Ricard et Chevrier. *Loc. cit.*

2. Hayem. *Mal perforant externe.* (Acad. méd. de Paris, séance du 27 octobre 1902).

La diagnose de l'ulcus est généralement facile quand on observe chez un jeune patient sa triade symptomatique, c'est-à-dire des douleurs en broche, des vomissements acides et de l'hématémèse ou du melœna ; mais en dehors de cette éventualité, le diagnostic devient mal aisé. En effet, les douleurs de la maladie de Cruveilhier évoquent à l'esprit celles des dyspepsies avec hyperchlorhydrie, celles des gastralgies hystériques, de l'urémie gastrique, de la colique hépatique, voire des crises stomacales du tabès ; en outre, on peut rencontrer des douleurs gastriques avec hématémèses dans les gastrites ulcéreuses d'origine éthylique et dans la cirrhose du foie, mais alors, il y a une hypertrophie de la rate et des lésions hépatiques ; de même beaucoup de cas de maladie de Reichmann ne sont que des formes frustes d'ulcère pylorique. Enfin, le diagnostic de l'ulcus avec le cancer gastrique est parfois « impossible » d'autant plus que la cancérisation de l'ulcère a été maintes fois constatée.

Comme on le voit, on ne saurait être assez perspicace pour éviter toute thérapeutique chirurgicale non indiquée ; souvent d'ailleurs, dans toutes ces circonstances, l'indécision pourra être levée par l'examen minutieux et suivi du cas sans omettre l'analyse des matières vomies et du suc gastrique ainsi que la recherche du sang.

La constatation de la permanence d'une hyperchlorhydrie[1] bien caractérisée, par exemple, coïncidant avec l'aggravation progressive du malade doit faire fortement

1. La recherche de l'acide chlorhydrique libre du contenu stomacal s'effectue généralement au moyen du procédé de Günzburg qui est très sensible puisqu'il permet de déceler jusqu'à 0,01 d'acide chlorhydrique. Steinsma vient de rendre cette réaction à la fois plus sensible et plus facile par la substitution de la phloridzine à la phloroglucine. Le réactif est ainsi composé : phloridzine : 2 gr. ; vanilline : 1 gr. ; alcool absolu : 30 c. c. La sensibilité de ce réactif est telle qu'elle trahit jusqu'à 0,016 0/0 d'acide chlorhydrique. (*Semaine médicale* du 3 mars 1907, p. 115).

soupçonner l'ulcère ; par suite, on sera autorisé à pratiquer une laparotomie exploratrice, qui permettra fréquemment de porter un diagnostic plus précis et, dès lors, de se comporter en conséquence suivant la modalité de l'ulcus.

C'est ainsi que Hartmann [1] rapporte le cas d'une malade traitée dans plusieurs hôpitaux comme gastralgique et devenue peu à peu cachectique. « L'opération faite par le professeur Terrier a montré un ulcère perforé, comblé par des adhérences. L'enfouissement de la perforation combiné avec une gastro-entérostomie a amené la cessation de tous les accidents gastriques et les symptômes nerveux se sont dissipés en même temps que la malade revenait à la santé. »

D'ailleurs, dans les cas où la diagnose des formes anormales de l'ulcère présente de sérieuses difficultés, on peut aujourd'hui avoir recours à la méthode radiographique de Hemmeter [2]; elle est basée sur le fait qu'après ingestion de sous-nitrate de bismuth, les parties ulcérées de la muqueuse stomacale s'imprègnent d'une couche de ce sel, et ce, pendant plusieurs heures ; dans ces conditions, les lésions sont alors projetées sur l'écran sous la forme d'une ombre, qui tranche nettement sur les parties voisines.

Comme l'ulcère de l'estomac est une maladie grave, susceptible d'entraîner la mort dans un nombre de cas relativement considérable, soit par complications directes, soit même par tuberculisation (un ulcéreux gastrique pouvant mourir de tuberculose pulmonaire), on a recours à la chirurgie dans plusieurs indications, où la thérapeutique médicale s'est montrée, dit-on, manifeste-

1. Hartmann. Maladies chirurgicales de l'estomac. *Traité de chirurgie de Duplay et Reclus*, 2e édition, p. 490.

2. J.-C. Hemmeter. Méthode nouvelle de diagnostic de l'ulcère de l'estomac (*Arch. f. Verdauungskrankheiten*, 1906, XII, 5 et in *Semaine médicale*, 3 mars 1907, p. 112).

ment impuissante. En dehors de toute complication, l'intervention chirurgicale n'est justifiée qu'après l'insuccès d'une cure interne rationnelle et sévère.

La durée de cette cure ne devrait pas se prolonger au delà de quatre à cinq semaines d'après certains chirurgiens ; mais sans vouloir établir un terme précis, ce qui me semble bien difficile, on peut dire que la possibilité de prolonger le traitement interne ne sera indiquée que par les conditions générales du patient, car il ne serait point permis de retarder l'opération si l'on voyait les forces du malade dépérir d'une manière progressive et rapide.

Au point de vue thérapeutique, il y a lieu de distinguer l'ulcère récent, l'ulcère récent compliqué de perforation ou de gastrorragie, l'ulcère chronique ou rebelle au traitement médical, enfin les séquelles de l'ulcère cicatrisé c'est-à-dire les adhérences, la sténose pylorique, la biloculation et la transformation cancéreuse.

I. — *Ulcère récent.* — Cet ulcère est en quelque sorte la variété aiguë contre laquelle un traitement médical méthodique et prolongé est le plus souvent efficace. On n'intervient généralement dans l'ulcère récent que dans l'une ou l'autre de ses complications spéciales, telles l'hématémèse et la perforation, car pour la grande majorité des praticiens, la question de l'intervention chirurgicale dans l'ulcère non compliqué ne se pose vraiment que dans l'ulcère chronique. D'ailleurs, selon le professeur Robin[1] — et il me paraît être dans le vrai — le traitement d'un ulcère de l'estomac non compliqué est uniquement médical et réussit dans 95 0/0 des cas s'il est institué à sa phase initiale.

1. Albert Robin, Le traitement général de l'ulcère simple de l'estomac. La cure de repos stomacal absolu. (*Bulletin général de thérapeutique*, 30 août 1903, p. 293, et *in* dû Pelloux, *Repos stomacal absolu et ulcère simple de l'estomac*. Thèse de Paris, 1904.)

II. — *Ulcère récent compliqué.* — Dans le cours de son évolution, l'ulcère floride peut provoquer des accidents souvent mortels : l'hémorragie et la perforation, deux complications, dont la thérapeutique a donné lieu à de nombreuses discussions.

1° L'*hémorragie* est un symptôme assez constant de l'ulcère gastrique puisqu'on la relève dans 80 0/0 des observations ; aussi, ne la considère-t-on comme une complication que dans les cas où elle menace sérieusement la vie des malades en raison de sa seule abondance ou de sa fréquente répétition. La mort déterminée par cet accident ne surviendrait, d'après Leube et Leber, que dans 3 à 5 0/0 des cas.

L'hémorragie se révèle sous la forme d'hématémèse ou de melæna. Dans sa thèse, Savariaud [1] distingue trois variétés d'ulcère hémorragique : l'ulcère à hémorragie foudroyante entraînant la mort en quelques minutes ; l'ulcère à hémorragie aiguë ou moyenne susceptible de guérir, si l'hématémèse est unique, ou de tuer au bout d'un jour à quelques semaines, si elle se répète ; enfin l'ulcère à hémorragie chronique et légère mais persistante.

La vraie hémorragie foudroyante, due à l'ulcération d'un gros vaisseau, telles les artères pylorique, splénique ou coronaire stomachique, est presque toujours au-dessus des ressources de l'art, attendu que souvent la soudaineté de l'accident laisse à peine au praticien le temps de poser le diagnostic ferme.

Ces hémorragies gastriques ont donné lieu à des interventions chirurgicales très discutées. Dieulafoy [2] a posé

1. Savariaud. Thèse de Paris, 1898.

2. Dieulafoy. *Exulceratio simplex.* L'intervention chirurgicale dans les hématémèses foudroyantes consécutives à l'ulcération simple de l'estomac. (*Bull. de l'Acad. méd. de Paris*, 1898, p. 49) et in *Clinique médicale de l'Hôtel-Dieu*, 1897-98.

en principe que l'opération est justifiée dans tous les cas d'hémorragie abondante : « Tout malade, dit-il, qui vomit d'un seul coup un demi-litre, un litre de sang, surtout si ces hématémèses se répètent une deuxième, une troisième fois en vingt-quatre heures, ce malade succombera presque fatalement s'il n'est pas opéré à temps. » Lejars [1] se ralliant sensiblement à la formule de Dieulafoy estime qu'en présence d'un vomissement de sang très copieux on intervient à la première réapparition de l'hémorragie : le patient, prudemment anesthésié à l'éther, a les membres « ouatés » et au besoin liés à la racine, cependant qu'on lui fait une transfusion sous-cutanée et intra-veineuse d'environ un litre avant l'opération puis continuée durant toute sa durée ; il laparotomise alors son malade, pratique l'exploration extra et endostomacale afin de découvrir l'ulcère dont il fait l'hémostase autant que possible par l'excision totale suivie de gastrorraphie.

Savariaud invoquant ce fait bien connu que l'abondance d'une hémorragie n'implique pas la probabilité de nouvelles pertes de sang, n'intervient que dans le cas d'hémorragies récidivantes.

Castaigne et Dujarrier [2] n'admettent que le traitement médical dans la thérapeutique des grandes hémorragies car, disent-ils, il est souvent difficile au cours de l'opération de découvrir l'ulcération et, de plus, l'hématémèse peut être due à une hypertension portale (cirrhose hépatique) ; par suite, ils estiment que l'intervention chirurgicale est ici néfaste.

Le nombre des opérations dirigées contre ces hémorragies graves est relativement peu considérable. En 1897, Marion [3] rapporte sept cas avec quatre morts et Hartmann,

1. Lejars. *Traité de chirurgie d'urgence*, 1re édition, p. 280.

2. Castaigne et Dujarrier. Complication de l'ulcère gastrique, leur traitement (Rapport présenté au IXe Congrès français de Médecine, oct. 1907).

3. Marion. Thèse de Paris, 1897.

douze cas avec huit décès ; en 1898 Savariaud [1] réunit vingt-cinq cas donnant 66 0/0 de mortalité opératoire ; en 1904, la question portée devant la Société de chirurgie de Paris est résolue par l'abstention en raison de la mortalité considérable, la statistique de Czerny-Mickulicz-Hartmann fournissant 63 0/0 de léthalité opératoire. De plus, comme le disait encore von Eiselberg au dernier congrès de chirurgie de Bruxelles, la résection ne met pas le malade à l'abri des ulcères récidivés, des hémorragies et des perforations. A la même tribune de cette première session internationale de 1905, Mayo Robson estime également que l'intervention immédiate dans l'hémorragie profuse est généralement contre-indiquée pendant la crise, sauf s'il est nécessaire d'agir pour sauver la vie. En cette occurrence, dit-il, si le malade paraît pouvoir le supporter, l'auteur ouvre l'estomac et cherche les vaisseaux, qui saignent pour les lier ou traiter de quelque autre façon l'hémorragie; mais lorsque le patient est dans un trop mauvais état, il se contente de faire la gastro-entérostomie, qui suffit souvent à arrêter les accidents hémorragiques. Il rapporte quatre cas opérés pendant l'hémorragie et guéris deux fois par la ligature en masse de nombreux points saignants à la surface interne de l'estomac suivis de gastro-entérostomie, deux fois par la gastro-entérostomie seule.

En présence de la gravité de la réaction, Moynihan [2] pratique l'enfouissement de la zone hémorragique par un double plan de sutures, la première rangée enserrant fortement tous les vaisseaux aperçus autour de l'ulcère. Au bout de quatre jours, dit-il, on ne trouve plus de trace de l'ulcère. Cette technique peut être excellente en elle-même, mais il faudrait trouver toutes les ulcérations, ce qui n'est

1. Savariaud, *loc. cit.*

2. Moynihan. Opération pour affections non malignes de l'estomac (*Surgery, Gynecology and Obstetrics*, juin 1907.)

pas toujours facile; c'est pourquoi j'estime qu'elle devrait être associée à la gastro-entérostomie.

Dans la plupart des cas d'hémorragie foudroyante, l'intervention a été funeste à l'opéré. Aussi malgré quelques rares et heureux faits opératoires, tel que celui de Rossoni, de Rome [1], où l'intervention pratiquée avec succès dans l'indication « hémorragie très grave » démontre l'existence d'un petit ulcère siégeant sur une artère béante qu'il put lier, *l'abstention doit être la règle dans la grande hématémèse*. C'est que l'ouverture large de l'estomac et l'exploration de sa face interne constituent en somme une intervention très sérieuse pour un malade déprimé et peu résistant, d'autant plus que la manœuvre hémostatique n'est pas toujours des plus simples; d'abord, l'ulcère hémorragipare est parfois difficile à localiser, comme le prouve le cas de Hartmann qui ne trouve, chez un de ses malades, l'érosion qu'après de minutieuses recherches sur la table d'autopsie; ensuite, l'ulcère est parfois adhérent et difficilement accessible, ou bien l'infiltration des tissus empêche de placer une ligature au point utile. Aussi conçoit-on les résultats déplorables de l'opération en pleine crise hémorragique.

De l'ensemble des observations publiées, il résulte donc que l'intervention chirurgicale est contre-indiquée dans les hémorragies graves. Dans celles-ci, c'est au traitement médical que vont nos préférences; il est plus sage d'appliquer la diète absolue, la glace intus et extra, le repos complet, les lavages de l'estomac à l'eau glacée ou perchloruro-ferrée à 2 0/0, et les lavements nutritifs; cette thérapeutique donne une mortalité faible de 5 0/0 — à tel point que Lyon [2] a pu dire que les grandes hémorragies tuent immédiatement ou guérissent sans opération alors

1. Rossoni. Congrès italien de médecine. (*Semaine médicale*, 1er novembre 1905, p. 521.)

2. G. Lyon. *Traité de clinique thérapeutique*, 6e édit., 1905, p. 281.

que l'intervention fournit une léthalité beaucoup plus forte. C'est à cette ligne de conduite que se rallient Hayem, Leube, Mickulicz et Hartmann [1], celui-ci n'intervenant d'une façon générale que si le patient présente des signes de sténose pylorique et des contractions stomacales violentes en même temps qu'une hématémèse.

Les hémorragies chroniques, qui ne sont graves que par leur répétition, résultent d'un saignement en nappe ou de l'ulcération d'artérioles minuscules ; elles entraînent le dépérissement du malade par l'anémie qu'elles déterminent et par l'obstacle qu'elles apportent à l'alimentation — l'ingestion du moindre aliment provoquant le retour de l'hémorragie — et ce d'autant plus qu'elles coexistent fréquemment avec la sténose pylorique. Dans cette variété d'ulcères à hémorragies répétées, l'intervention chirurgicale est formellement indiquée, car comme Leube l'a constaté au congrès de la Société allemande de chirurgie, le traitement médical est pour ainsi dire toujours inefficace dans les hémorragies chroniques.

Voyons maintenant quelle doit être l'opération éclectique. Tout d'abord, on a proposé la gastrotomie exploratrice, suivie ou non d'autres interventions telles que la cautérisation, le curettage, la ligature du vaisseau saignant ou de l'artère afférente, tous procédés d'une efficacité douteuse. On a ensuite préconisé l'excision de l'ulcère suivie de la suture de la plaie gastrique, suture qui n'est pas toujours réalisable et est en outre insuffisante ; il en est de même de la pyloroplastie.

A ce point de vue, si la résection était moins grave et toujours aisée, elle constituerait sans conteste l'intervention idéale en la combinant à une gastro-entérostomie, la première enlevant l'érosion hémorragique, la seconde assurant le drainage de l'estomac, la disparition de l'hy-

1. Hartmann. *Travaux de chir. anat. clin.*, 1903, p. 214.

perchlorhydrie avec ses troubles pénibles. En pratique, la gastro-entérostomie reste souvent la seule opération applicable. A l'heure présente, l'innocuité relative de la gastro-entérostomie, la difficulté plus grande de la résection surtout quand l'ulcère siège à la face postérieure de l'estomac, l'impossibilité plus fréquente qu'il ne semble au premier abord de retrouver l'ulcère après une hémorragie grave assurent à la gastro-entéro-anastomose une préférence dans la plupart des cas.

Certes, cette dernière opération comme la résection ne met pas à l'abri des récidives et l'on a observé des hémorragies mortelles dans le cours des suites opératoires (Kronlein, Quénu et Hartmann), mais généralement les résultats sont très satisfaisants. C'est ainsi que Pinatello [1] rapporte vingt-sept cas de gastro-entérostomie pour hémorragie chronique avec trois morts ; Czerny a publié huit observations où la guérison a été la règle ; Mickulicz [2] chez quatorze opérés a relevé treize guérisons durables et une récidive légère ; Mayo Robson [3] a opéré vingt-deux cas contre les crises hémorragiques avec vingt guérisons et deux morts, l'une au bout de quelques jours par affaiblissement progressif, l'autre au bout d'un mois à la suite d'une nouvelle hémorragie.

On peut donc conclure que l'excellence des résultats définitifs de la gastro-entérostomie est assez constante. Le rôle de l'opération dans les cas d'hématémèse a été d'ailleurs mise en lumière par Schulz, élève de Hochenegg [4], par l'expérience suivante : Des animaux porteurs d'ulcères gastriques artificiels furent soumis les uns à l'insufflation de l'air dans l'estomac, les autres à la gastro-

1. Pinatelle. Thèse de Lyon, 1902.

2. Mickulicz, Davio Maragliano. (*Beitr. klin. chir.*, 1904, p. 523).

3. Mayo Robson. Congr. chir. Bruxelles, 1905. (*Loc. cit.*).

4. Hochenegg. Société império-royale des médecins de Vienne. Séance du 26 octobre 1906.

entérostomie. Chez les premiers, l'hémorragie continua jusqu'à la mort tandis que chez les autres, au contraire, l'hémorragie se dissipa et bientôt survint la guérison. Ce résultat est très compréhensible si l'on veut bien se rappeler que la bouche gastro-intestinale, établie au point le plus déclive, a pour effet de s'opposer à la stase et à l'hyperchlorhydrie, les véritables causes de l'irritation continuelle de l'ulcère dont elles empêchent la cicatrisation, tout en parant aux troubles gastriques, assez fréquents, liés à la sténose pylorique concomitante.

Mais si la gastro-entérostomie n'est plus applicable en raison du mauvais état général post-hémorragique ou des conditions anatomiques de l'ulcère (ulcères calleux pénétrants, ulcères de la zone cardiaque avec estomac en sablier, ulcères avec périgastrite adhésive généralisée, ulcères avec perforation), la chirurgie n'est pas désarmée. En effet, Maydl et von Eiselberg [1] ont proposé la jéjunostomie, opération temporaire, destinée à mettre l'estomac au repos pour obtenir la guérison de la lésion ulcéreuse. De même Brasseur [2], pour qui la jéjunostomie constitue l'opération de choix dans le traitement de l'ulcère en activité, estime aussi qu'elle est la meilleure à opposer aux hémorragies — sauf celles dues à l'ulcération d'un vaisseau d'un certain calibre telle que la coronaire — pour éviter leur répétition comme, dit-il, plusieurs de ses observations en sont la preuve (Obs. I, X, XI, XV, XVI, XVII, etc.). Eiselberg laisse persister la fistule gastro-cutanée même un certain temps après la disparition des accidents, dans le but de se ménager une voie de sûreté naturelle. La statistique de ce dernier auteur n'est pourtant pas très encourageante : sur dix-huit opérations, on relève six morts, soit 37.5 0/0, dont trois pour compli-

1. Monprofit. Congr. chir. Bruxelles, 1905. (*Loc. cit.*, p. 204.)

2. Brasseur. *De la jéjunostomie et principalement de la jéjunostomie au cours de l'ulcère en activité*. Thèse de Lille, 1906, p. 115.

cation perforante ou hémorragique ; sur dix opérés vivants, six ont été définitivement guéris, trois ont été améliorés et un n'a retiré aucun bénéfice de sa fistule. D'après ces médiocres résultats on peut voir que cette intervention n'a constitué, du moins jusqu'ici, qu'une bien faible ressource dans la thérapeutique chirurgicale de l'ulcère.

Une petite intervention complémentaire, applicable à toutes les variétés de l'ulcère hémorragique, consiste dans la transfusion de sérum artificiel réalisée par l'hypodermoclyse et très rarement par la phléboclyse si l'on est appelé auprès d'un malade absolument exsangue. C'est un moyen qu'il ne faut jamais négliger dans le traitement de ces patients déprimés et affaiblis.

2° *La perforation de l'estomac* est la complication la plus rare qui soit signalée dans l'évolution de l'ulcère. La statistique de von Leube portant sur mille cas de cette affection ne permet de relever que 1 à 2 0/0 d'ulcère perforé. Néanmoins, ce pourcentage paraît peu vraisemblable car, d'après Brinton [1], la perforation se produirait une fois sur huit cas ; elle s'observe à tout âge [2], mais le plus souvent chez les jeunes femmes que chez les autres sujets et surtout à la face antérieure — la plus mobile — de l'estomac. Quelle que soit la fréquence de cette complication, elle constitue l'accident le plus grave de l'ulcère, parce que foudroyante, elle met de suite en danger les jours du patient surtout si elle n'est pas atténuée par des adhérences protectrices et si l'intervention du chirurgien n'est pas extemporanée.

Ainsi, l'issue fatale s'observe pour ainsi dire régulièrement dans les cas soumis au classique traitement médical consistant dans la diète absolue, la glace, les opiacés

1. Brissaud, Pinard et Reclus. *Pratique méd. chir.*, t. II, p. 883.

2. H. Adler. Ulcère de l'estomac chez les enfants. (*Semaine médicale*, 27 mars 1907, p. 151). Voir aussi le même journal, 1905, p. 380.

administrés dans le but d'immobiliser l'estomac et l'intestin ainsi que les injections caféinées ou camphrées pour lutter contre le collapsus. Cette thérapeutique ne réalise que de l'expectation déguisée, car l'espoir de la limitation de la péritonite est presque toujours vain.

Aussi, en dépit de ses nombreux insuccès, la cœliotomie immédiate semble avoir peu d'indications aussi formelles : ne pas intervenir dans l'ulcère perforé et attendre la guérison spontanée sur la foi de quelques observations tout à fait exceptionnelles, cela revient, comme l'a fait observer avec raison von Eiselberg, à ne pas kélotomiser la hernie étranglée sous prétexte qu'elle peut se terminer par un abcès stercoral.

Pariset, cité par Lyon [1], a enregistré sur soixante-neuf cas trente-trois guérisons dont vingt-huit ont été obtenues dans les dix ou quinze premières heures. De même, Comte, de Genève [2], a réuni soixante-cinq opérations pour péritonite généralisée par perforation avec dix-neuf guérisons, soit environ 30 0/0. C'est dire que l'opération est toujours indiquée dans tous les cas, où le praticien est requis en temps opportun.

Le travail de Keen et de Tenekers [3], basé sur soixante-huit opérations, en est une preuve des plus probantes.

On peut affirmer que la gravité de l'intervention varie suivant que celle-ci est plus ou moins précoce. Si elle a lieu moins de douze heures après la perforation, elle fournit 81 0/0 de guérisons ; au bout de douze à quarante-huit heures, elle ne donne plus que 48 0/0 de succès, pour finir même par tomber à 25 0/0 dans les cas opérés. Par contre, en 1898, Guinard [4] a rapporté une série

1. G Lyon. *Traité de clinique thérapeutique*, 6e édition, p. 283.

2. Comte, *Semaine médicale*, 1895, cité par Lyon.

3. Keen et Tenekers. Traitement chirurgical de l'ulcère hémorragique de l'estomac. (*Phil. med. Journal*, juin 1898.)

4. Guinard. *Procès-verbaux du XIIe congrès français de chirurgie*, 1898, p. 320.

malheureuse de quatre malades porteurs d'ulcères perforants que l'intervention chirurgicale n'a pu arracher à la mort, l'auteur ayant trop temporisé, du moins dans trois cas, où il avait porté, dit-il, le diagnostic erroné d'appendicite perforante.

L'intervention opportune doit se faire de bonne heure car le succès est intimement lié à la rapidité diagnostique et à la précocité opératoire. Cela est aisé quand la diagnose est hâtivement établie chez un « ulcéreux » avéré. Mais si la perforation est le premier indice révélateur d'une érosion latente, le diagnostic est parfois bien difficile. Dans cette éventualité, on reconnaît la péritonite par perforation à la brusquerie du début, à cette sensation de déchirure et de douleur intense dans la région ombilicale, à la contracture de la paroi abdominale, à la disparition de la matité hépatique, remplacée par le tympanisme dû aux gaz émanés de l'estomac et enfin au collapsus accusé par les sueurs froides, le pouls rapide et filant ; on sera d'autant plus autorisé à penser à une perforation de l'estomac si le patient, en l'absence des vomissements, présente un passé gastrique quelque peu notable. Cette symptomatologie n'est pas toujours si accentuée et le diagnostic en devient encore plus obscur. A ce sujet, il faut convenir avec Korte [1] que le diagnostic est toujours plus facile dans les premières heures ; plus tard, à mesure que la péritonite s'établit et progresse, il devient plus malaisé d'en reconnaître le point de départ. C'est aussi « dans les premières heures, dit-il, que l'on doit opérer, même dans la période de collapsus initial, car le meilleur moyen de faire cesser les accidents est de fermer l'orifice gastrique et de soustraire le péritoine au contact des liquides septiques. »

1. W. Korte. Contribution à l'opération de l'ulcère gastrique perforé. (*Archiv. f. klin. chir.*, 1906, LXXXI, 1re partie, in *Semaine médicale*, 6 février 1907, p. 65.)

En tout état de cause, dès que le diagnostic de péritonite par perforation peut être établi, il faut intervenir, le point de départ de l'infection étant précisé *de visu* lors de la cœliotomie sus-ombilicale.

Le ventre ouvert, on se comporte suivant la nature des lésions constatées ; le plus souvent la perforation siège à la paroi antérieure et surtout vers la petite courbure près du cardia. Parfois, comme l'écrit Roersch [1], « les perforations sont multiples et plusieurs observations mentionnent des déchirures symétriques à la paroi antérieure et à la paroi postérieure... Les perforations multiples ne sont pas toujours simultanées et il est plusieurs observations, où une seconde déchirure est venue compliquer le cours des accidents provoqués par la première et entraîner la mort ou nécessiter une nouvelle intervention. »

Comme cet exposé l'a déjà fait pressentir, l'ulcère perforé peut se présenter sous deux aspects cliniques : la perforation gastrique est largement béante ou elle est adhérente soit à un organe voisin, tel le foie ou le pancréas, soit à la paroi abdominale antérieure faisant office de fond.

Dans la variété « adhérente », on peut rencontrer un abcès enkysté au milieu des brides fusionnant les deux organes. La thérapeutique la plus prudente consiste alors dans la gastro-entérostomie pratiquée à la paroi gastrique libre antérieure ou postérieure, sans s'attaquer directement à la perforation de façon à respecter les adhérences protectrices. Si l'on a affaire à une collection du genre de l'abcès sous-phrénique, elle sera largement incisée et drainée. Comte, dans le travail cité plus haut, en a rapporté vingt-trois cas avec onze guérisons. La même ligne de conduite est également applicable aux cas de fistule gastro-cutanée et à ceux dans lesquels une communication est établie d'une manière anormale entre l'es-

1. Roersch. De la perforation de l'ulcère gastrite dans la cavité péritonéale libre. (Le Scalpel. *Liège médical*, 3 février 1907, p. 352.)

tomac et les organes circonvoisins, telles les fistules gastro-coliques ; mais d'une manière générale on peut faire plus : il est souvent possible de libérer l'estomac ou les deux viscères, d'aviver leurs bords et de procéder à leur suture isolée.

Dans la perforation béante, on peut trouver soit une périgastrite suppurée, tel l'abcès sous-phrénique, soit une péritonite généralisée. Dans ces cas, il faut toujours rechercher la perforation en explorant méthodiquement l'estomac — pour la fermer par une suture en bourse si l'orifice est exigu ou par une suture à deux étages, la dernière enfouissant la première si l'ouverture est plus grande. Mais si ce moyen d'obturation n'est pas réalisable, on pourra boucher la brèche avec de l'épiploon ou même une anse intestinale, ou encore l'isoler avec de la gaze à l'effet d'établir un large drainage ; enfin, certains opérateurs tels que Jonnesco [1], de Bucarest, préconisent même la résection partielle de l'estomac associée à la gastro-entérostomie dans les cas où les conditions anatomiques ne sont pas favorables à cette tentative d'oblitération.

Tel est le traitement direct de la perforation. Il faut maintenant s'occuper du nettoyage de la cavité abdominale souillée par le liquide gastrique épanché, susceptible de déterminer une péritonite généralisée, qui sera parfois nettement déclarée. Pour ce, on fera une incision ombilico-pubienne à travers laquelle on épongera le liquide partout répandu en descendant jusque dans le bassin et les fosses iliaques ; on terminera par un drainage déclive ou bis-iliaque assuré par de gros tubes en caoutchouc laissés à demeure. Mayo Robson et Moynihan, cités par Monprofit, ont relevé sur quatre cent quatre-vingt-six interventions deux cent vingt-sept guérisons et deux cent

1. Jonnesco. *Proc.-verb. Congr. chir.* Bruxelles, 1905, p. 267.

cinquante-neuf morts, soit 44,6 0/0 de succès. Les résultats ne sont pas des plus brillants, mais il convient de remarquer que l'intervention chirurgicale s'adresse à des cas tout à fait désespérés, à un ensemble de lésions dont le pronostic est absolument mauvais.

III. — *Ulcère chronique.* — Tandis que l'ulcère récent réalise un processus en voie d'évolution guérissant les trois quarts des cas sous l'influence d'un traitement rationnel, l'ulcus chronique — devenu tel parce que non diagnostiqué ou insuffisamment traité — est une lésion achevée, une brèche parfois très étendue à bords fibreux consistant en une perforation de la paroi, obturée par une lame épiploïque ou un organe voisin, tels le foie, la rate et le pancréas. C'est donc une affection dont la gravité, dit Hayem, prend place immédiatement après le cancer, car en dépit des accalmies trompeuses, elle empoisonne l'existence des malades au point d'être un obstacle à toute profession manuelle, tout en les exposant à des accidents mortels, qui doivent faire penser à l'opération. En effet, affirme-t-on de toutes parts, l'ulcère passé à l'état chronique est trop souvent médicalement incurable, car les soi-disant ulcères chroniques guéris par le traitement interne seraient presque toujours des sténoses spasmodiques du pylore avec hématémèses congestives. D'ailleurs, Hayem [1] n'a-t-il pas été naguère jusqu'à déclarer que la thérapeutique médicale ne vise que les phénomènes de la crise, tels les douleurs, les vomissements et les hématémèses, car elle n'a pas de prise sur la lésion elle-même.

Telles sont les raisons, qui militent en faveur de l'intervention chirurgicale susceptible de réaliser la seule

1. Professeur Hayem. Clinique de l'hôpital Saint-Antoine. (*Archives générales de médecine*, 1903, p. 467.)

chance de salut dans les ulcères, où le traitement médical a échoué. D'autre part, selon Gosset[1], la mortalité par ulcère médicalement traité est fixée à 25 0/0 environ. Or, la mortalité chirurgicale est de beaucoup inférieure à ce chiffre, bien que ce soit les plus mauvais cas que l'on réserve au chirurgien.

Pour ma part, je me rallie complètement aux indications opératoires formulées par Kronlein, de Zurich[2], qui s'est montré beaucoup moins interventionniste qu'on ne l'a été au congrès de chirurgie de Bruxelles. Voici comment s'est exprimé ce rapporteur au congrès allemand de chirurgie de 1906 :

« Les indications opératoires restent en général telles que von Mickulicz les a établies en 1897. *Il y a lieu, disait-il, de prendre en considération une intervention opératoire lorsqu'un traitement diététique soigné et éventuellement répété ne donne pas de résultat ou un résultat passager et que le malade ressent des troubles graves, tels que douleurs, vomissements, dyspepsie, et qu'il est considérablement incommodé. Les conditions sociales du malade peuvent également intervenir à ce point de vue.* »

Pour préciser davantage, on peut ajouter que *toute sténose du pylore, si légère soit-elle, commande l'intervention.*

Dans les cas d'insuffisance fonctionnelle ou motrice marquée (gastrectasie atonique, gastrectasie et gastroptose), la gastro-entérostomie peut être tentée. La répétition fréquente d'hématémèses légères indique la gastro-entérostomie.

En cas d'hématémèse foudroyante, le risque d'une expectation paraît moins grand que celui d'une intervention

1. Brissaud, Pinard, Reclus. *Prat. méd. chir.*, t. II, p. 885.
2. Kronlein. Traitement chirurgical de l'ulcère de l'estomac (Rapport au XXXVe congrès de la Société allemande de chirurgie, avril 1906. In *Journal médical de Bruxelles*, 1906, p. 425).

immédiate ; si l'on intervient, mieux vaut tenter la gastro-entérostomie que l'hémostase directe.

L'intervention précoce dans les cas d'ulcère gastrique simple, que recommandent certains chirurgiens, ne se justifie pas.

A l'heure présente, on tend de plus en plus à abandonner la résection de l'ulcère, opération grave, dont les résultats ne seraient guère supérieurs à la gastro-jéjunostomie ; en outre la périgastrite adhésive, qui complique souvent les vieux ulcères, la rend très laborieuse. *On la réserve aux seuls cas, où l'on rencontre une surface indurée dans laquelle on soupçonne la dégénérescence cancéreuse et encore la fait-on suivre d'une gastro-entérostomie.* Certains opérateurs (Roux, Poncet) ont encore recours à la résection dans les cas d'ulcère unique siégeant à la paroi antérieure ou à la grande courbure de l'estomac.

En somme, la cure radicale, appliquée à tous les ulcères chroniques, réalise une méthode peu recommandable que Ricard [1], dont l'opinion est basée sur plus de deux cents interventions pour lésions non néoplasiques de l'estomac, n'a pas hésité à qualifier de « pratique inutile et dangereuse ». Elle est inutile parce que l'exérèse ne porte que sur un seul ulcère et qu'elle néglige la muqueuse gastrique malade et la possibilité d'autres lésions ulcéreuses sans s'attaquer à la cause première du mal, dont la pathogénie n'est pas élucidée, ni surtout au pylore presque toujours contracturé et fonctionnant d'une manière défectueuse à tel point que l'opéré ne ressent pas le bien-être, qui suit l'établissement d'une bonne gastro-entérostomie.

La résection est dangereuse parce que si l'ulcère est étendu et localisé dans une région difficilement accessible,

1. Ricard. Traitement chirurgical des affections non cancéreuses de l'estomac, in *Procès-verbaux du Congrès de chirurgie de Bruxelles*, 1905, p. 337.

la réfection hermétique de l'estomac, souvent immobilisé par des adhérences, est très difficultueuse et laisse à sa suite un viscère bizarrement déformé et vicié dans son fonctionnement.

Au congrès de chirurgie de Bruxelles [1], où la question a été l'objet de rapports et de mémoires très documentés, inspirés par la plus large pratique, la plupart des opérateurs (Monprofit, Mayo Robson, Rotgans, Mattoli, Jonnesco, Garré, Czerny, Kocher, von Rydygier) se déclarent nettement interventionnistes dans l'ulcère chronique. Si l'on en excepte Jonnesco et A. Lambotte, qui regardent la résection comme l'opération idéale, associée pour le premier auteur à la gastro-jéjunostomie et pour le second à la sphinctérectomie, *tous les autres chirurgiens considèrent la gastro-entérostomie comme l'opération de choix, qui donne une mortalité relativement faible oscillant de* 1 *à* 7 0/0 *suivant les opérateurs. D'autre part, tous sont d'accord pour recommander l'exérèse de l'ulcère combinée à la gastro-entéro-anastomose, dont la léthalité moyenne est de* 15 0/0 *dans les cas d'ulcus présumé en voie de dégénérescence maligne; enfin, certains chirurgiens pratiquent encore cette double opération dans les cas d'ulcères chroniques simples localisés à la face antérieure et à la région pylorique.*

Comme il en a été fait mention à propos de l'ulcère hémorragique, la jéjunostomie a été préconisée, à titre temporaire, dans l'ulcère en activité, où cette intervention donnerait, selon Brasseur [2] — et David [3] dont les conclusions sont tout à fait radicales pour l'ulcère floride non pylorique — de meilleurs résultats que la gastro-entérostomie

1. Traitement chirurgical des affections non cancéreuses de l'estomac, 395 pages (*Proc.-verb., rapp., mém. et disc. du premier cong. int. de Bruxelles*, 1905).

2. Brasseur. *Loc. cit.*, p. 128.

3. David. *De la jéjunostomie.* Thèse de Paris, 1907, p. 102.

« parce qu'elle procure à l'organe un repos plus complet », sans oublier toutefois que le résultat n'est pas absolu, attendu que la sécrétion stomacale réflexe se trouve provoquée par la présence de l'aliment dans l'intestin. La statistique de von Eiselberg n'est pourtant pas concluante : sur seize cas de gastro-entérostomie pratiquée par cet auteur, il y a seulement 25 0/0 de guérisons, 75 0/0 de non-améliorations et 25 0/0 de récidives mortelles.

L'exclusion ouverte du pylore de Jonnesco [1], qui a pour but de mettre la région pylorique malade au repos en interceptant toute communication avec le reste de l'estomac tout en ménageant une ouverture avec l'intestin, ne me semble pas avoir rallié beaucoup de partisans au dernier congrès français de chirurgie.

Dans la généralité des cas, la gastro-entérostomie reste l'opération de choix, qui sera pratiquée à la soie fine par un procédé simple sans V. Cette dernière intervention provoque non seulement l'évacuation gastrique mais surtout le réflexe pancréatico-biliaire susceptible de favoriser la digestion et d'entraîner la chute de la chlorhydrie et l'hypo-fonctionnement sécrétoire, cependant que le retour à l'état normal de la muqueuse atteinte de gastrite hyperpeptique est assuré par le traitement post-opératoire, médical et diététique.

En matière de cure radicale de l'ulcère, il ne faut pas être trop optimiste et croire que les résultats éloignés sont toujours parfaits. Ainsi Mayo Robson [2], de Londres, a pratiqué avec succès neuf fois l'excision de l'ulcère pylorique se présentant sous forme de grosse tumeur non adhérente. Or, sur ces neuf cas opérés, six sont restés guéris d'un à sept ans, un n'a pas été retrouvé, un n'a présenté la récidive qu'au bout de trois mois, le dernier,

1. Jonnesco. *L'exclusion du pylore* (Proc.-ver. du congr. franç. chir., 1907, p. 1096).
2. Mayo Robson. Congr. chir. Bruxelles, 1905.

deux ans plus tard, a été atteint d'un nouvel ulcère suivi de perforation. Le même opérateur a fait nonante-sept fois dans sa clientèle privée, pour l'ulcère et ses complications, la gastro-entérostomie simple et postérieure ; il a obtenu nonante-six succès opératoires, soit 1.1 0/0 de mortalité, dont quatre-vingt-quatre guérisons durables depuis un à cinq ans. De même Rotgans, d'Amsterdam, a pratiqué septante-sept opérations pour ulcères chez soixante-huit malades avec quatre décès, soit 5.3 0/0 de mortalité : sur ce nombre, il y a neuf gastro-entérostomies sans mortalité. Sur les soixante-quatre opérés, qui ont survécu, il compte cinquante-quatre guérisons complètes ou très suffisantes.

Dans une statistique relativement récente, Hochenegg[1] accuse nonante-quatre cas de gastro-entérostomie — réalisée par le procédé de Petersen, qui laisse le jéjunum vertical — dont six se sont terminés par la mort chez des malades opérés dans les conditions les plus défavorables ; les autres, dont la plupart furent suivis longtemps et examinés plusieurs années après l'opération, ont fourni 88 0/0 de guérisons complètes et 12 0/0 d'améliorations considérables. Dans le but de mettre en lumière l'influence de la gastro-entérostomie, Hochenegg a fait instituer par son élève, Fibisch, des expériences sur des animaux : ceux-ci, après production d'un ulcère gastrique artificiel, furent traités par la gastro-entérostomie ; or, chez ces derniers, l'ulcus s'est rapidement cicatrisé tandis qu'il n'a cessé de s'accroître chez les animaux témoins.

D'autre part, les recherches de Katzenstein[2], portant

1. Hochenegg. Sur le traitement chirurgical de l'ulcère gastrique. (Société império-royale des médecins de Vienne. Séance du 26 octobre 1906. In *Semaine médicale*, 31 octobre 1906.)

2. Modifications du chimisme stomacal consécutives à la gastro-entérostomie. (*Le Scalpel*, 3 février 1907, p. 348.) — Voir aussi Katzenstein, Influence de la gastro-entérostomie sur l'ulcère et le cancer de l'estomac.

sur des chiens munis d'une fistule stomacale et gastro-entérostomisés dans la suite, ont permis à cet auteur d'enregistrer les modifications suivantes du chimisme stomacal, très favorable à ce drainage gastro-intestinal :

Après toute gastro-entérostomie, il se produit dans l'estomac un reflux abondant de bile et de suc pancréatique, d'abord continu, puis intermittent, ou ne se produisant pas à certaines périodes de la digestion. Ce reflux alcalin intestinal diminue l'acidité stomacale, d'abord par neutralisation, ensuite par déficit d'acide chlorhydrique, d'où une hypochlorhydrie constante plus ou moins forte. En milieu neutre, la pepsine étant inactive, en milieu momentanément acide, la trypsine ne devenant que moins puissante, l'amylase et la saponase conservant leur fonction dans un milieu légèrement acide mais bien moins que dans un milieu neutre ou alcalin, après l'opération, la digestion dépend surtout des ferments pancréatiques, les plus résistants de tous les ferments digestifs. *D'autre part, l'introduction de graisses alimentaires dans l'estomac augmente par voie réflexe le reflux stomacal de bile et de suc pancréatique ; il en résulte qu'un régime approprié peut restreindre l'acidité stomacale après la gastro-entérostomie.*

Aussi, Roux [1], lui-même, qui a pourtant d'excellentes raisons pour appliquer son procédé en Y dans toutes les indications de la gastro-jéjunostomie, rejette cette méthode dans l'ulcère de l'estomac. Voici comment il justifie cette ligne de conduite dans un article, où il fait même d'abord remarquer que l'ouverture gastrique dans la gastro-entérostomie en Y se contracte circulairement comme

Société allemande de médecine interne. Séance du 5 novembre. *Semaine médicale*, 14 novembre 1906.

1. Roux. L'œsophago-jéjuno-gastrostomose. Nouvelle opération pour rétrécissement infranchissable de l'œsophage. (*Semaine médicale*, 23 janvier 1907, p. 37.)

un pylore naturel au contact du contenu stomacal acide : « Comme, d'autre part, la régurgitation intestinale dans l'estomac est presque nulle après la gastro-entérostomie en Y, nous en sommes venu, depuis plusieurs années, à abandonner l'Y toutes les fois que nous voulions, par la gastro-entérostomie, agir directement sur un ulcère rond. Nous avons eu recours, en pareil cas, depuis le printemps de 1902, à la gastro-entérostomie simple, en spéculant sur la régurgitation alcaline du contenu du bout supérieur de l'intestin dans un estomac qui, lui, accepte tout. De cette manière, disions-nous à nos étudiants, le malade porte sa pharmacie avec soi et neutralise suffisamment son suc gastrique pour laisser guérir l'ulcère, sans nuire outre mesure à la digestion finale. La gastro-entérostomie en Y était réservée aux rétrécissements pyloriques de toute nature, tandis que, à la période d'état, l'ulcère rond rebelle était traité, quel que fût son siège, par la gastro-entérostomie simple. »

Mais en abandonnant dans cette indication le procédé en Y, j'ajoute qu'il faut aussi délaisser autant que possible la gastro-jéjunostomie antérieure pour adopter la postérieure, à cause de la formation fréquente d'adhérences immobilisant l'anastomose ainsi pourvue d'une sorte d'éperon muqueux obturant, ce qui a pour résultat d'inhiber la contractilité de l'estomac (circulus viciosus, qui est aussi parfois dû à un iléus paralytique chez les anciens rétentionnistes) et d'exposer au contact prolongé de l'acide du suc gastrique incomplètement neutralisé (ulcère peptique). De plus, relativement à l'abouchement rectiligne ou latéral de l'intestin, on peut dire que l'expérimentation[1] démontre que l'examen pratiqué quatre ou cinq jours après l'anastomose bout à bout ne décèle pas de stase alimentaire dans la région, tandis que dans la jonction

1. Cannon et Murphy, Les mouvements de l'estomac et des intestins dans certaines conditions chirurgicales. (*Annals of Surgery*, avril 1906).

latérale on trouve, au bout du même laps de temps, vers le point opéré, une partie du repas d'épreuve, mais généralement les deux segments se redressent au point de former un tube uni après quelques semaines, de telle sorte que le fonctionnement de l'intestin récupère dans la suite une restitution parfaite comme dans le premier mode de réunion.

Sans m'étendre plus longuement sur ces considérations techniques qui sortent du cadre que je me suis imposé et pour lesquelles je renvoie aux travaux d'Hartmann [1], de Ricard et Chevrier [2], de Gaudemet [3], de Mayo Robson, de Rotgans [4], de Nirop [4], de Hochenegg [6] et de Garré, *je pense que l'on doit donner la préférence au procédé de l'anse très courte (anse intestinale afférente) en ayant soin de la faire avec bouche large (incision stomacale parallèle à la direction du jéjunum) d'une part à la partie la plus déclive de la face postérieure de l'estomac et d'autre part à un point du jéjunum aussi proche que possible du pli ou de l'angle duodéno-jéjunal et en suturant minutieusement les muqueuses gastrique et intestinale.*

Voilà la tâche technique terminée. Mais comme les mauvais résultats sont dus plus souvent au traitement diététique post-opératoire défectueux qu'à l'opération elle-même, il convient de recommander, le premier jour, la diète absolue, en se bornant aux grands lavements d'eau, et d'instituer dès le deuxième jour un régime approprié

1. Hartmann. *Travaux chir. anat. clin.*, 3e série, 1907, p. 56 et 57.

2. Ricard et Chevrier. « De la gastro-entérostomie (procédé de suspension verticale). » (*Gazette des hôpitaux*, Paris, 1905, p. 995.)

3. Gaudemet. *De l'intervention chirurgicale dans l'ulcère perforé de l'estomac*. Thèse de Paris, 1906, p. 128.

4. Hartmann, Mayo Robson, Rotgans, Garré. Congr. chir., Bruxelles, 1905.

5. Hochenegg. Société império-royale des médecins de Vienne, oct. 1906, *loc. cit.*

6. Nirop. « Sur les opérations gastriques pour affections bénignes de l'estomac avec sténose. » ((*Semaine médicale*, 1er mai 1907, p. 213.)

— adéquate à la présence du suc pancréatico-biliaire déversé dans l'estomac — par les huiles, les graisses, les hydrates de carbone : tels le sucre, la crème de lait, le beurre frais, les sardines, etc. Ce menu sera augmenté des féculents (bouillies cuites au lait, à la fleur de riz, d'avoine), pour passer ensuite aux œufs et à la viande à mesure que s'accroîtra la capacité digestive du sujet ; et c'est pendant de longs mois que le gastro-entérostomisé sera soumis à un régime alimentaire et à une cure légèrement alcaline.

Quels sont maintenant les résultats actuels de la gastro-entérostomie ? D'après Dénéchau[1], les suites immédiates comprennent une période d'environ six mois pendant laquelle l'opéré tire un réel bénéfice de l'intervention révélé par l'augmentation progressive du poids. Elles peuvent être *mauvaises*, en ce sens qu'elles sont assombries par l'apparition de vomissements incoercibles et bilieux dus au circulus viciosus, à l'atonie gastrique ou *médiocres* quand surgissent divers accidents, soit douloureux, soit diarrhéiques, soit hémorragiques, ou *généralement favorables, parfois même excellentes*.

Les suites éloignées, étudiées pendant plus de onze années, peuvent aussi être *mauvaises* et caractérisées par la reproduction des accidents antérieurs (douleurs à type pylorique, crises de vomissements, diarrhée, hémorragie sous forme d'hématèse ou de melœna, ulcère peptique, cancer greffé sur l'ulcère opéré, tuberculose pulmonaire), ou *médiocres* et marquées par la dyspepsie des ulcéreux gastriques opérés ou *rarement parfaites*, le *plus souvent favorables* et permettre la reprise des anciennes

1. Dénéchau. « Les suites réelles de la gastro-entérostomie au cours de l'ulcère de l'estomac et de ses complications. » (*Archives générales de chirurgie*, 25 avril 1908, p. 339.) — Voir aussi *Les suites médicales éloignées de la gastro-entérostomie au cours de l'ulcère*, par le même auteur, Thèse de Paris, 1907.

occupations sans ressentir de trouble dyspeptique notable. De l'examen des suites réelles de la gastro-entérostomie, on peut conclure que celle-ci ne mérite ni les louanges excessives, ni les âpres critiques, dont on l'a accablée, mais qu'elle doit être considérée comme une bonne opération dans la thérapeutique chirurgicale de l'ulcère gastrique.

Séquelles de l'ulcère. — Sous cette rubrique, on désigne la périgastrite adhésive, la sténose du pylore, la biloculation et la transformation cancéreuse, qui sont comme les suites fâcheuses de l'ulcère cicatrisé. Les trois premières complications seront étudiées plus loin; seule, la dernière sera ici examinée.

La dégénérescence cancéreuse de l'ulcère floride ou cicatrisé est aujourd'hui bien établie. Beaucoup de cas étiquetés « cancers à évolution lente » sont actuellement considérés comme des épithéliomas greffés sur d'anciens ulcères. Lebert[1] évalue à 9 0/0 les cancers qui ont succédé à un ulcère. Le travail d'Audistère[2] constitue une excellente contribution à l'étude de cette question — déjà soulevée en 1839 par Cruveilhier — ayant trait à la transformation de l'ulcère en cancer. En 1898, Dupaut, élève de Tripier, avait cru pouvoir réfuter toutes les observations connues et les considérer non comme des cancers ulcérés. Mais dans ces dernières années, les observations de Hayem, Dieulafoy et Mathieu[3] ont légitimé cette transformation. Ce dernier auteur a recueilli quatre observations anatomo-cliniques indiscutables — la nécropsie ayant été faite — sur lesquelles il établit le type de l'ulcéro-cancer prépylorique, cette lésion hybride d'une gravité exceptionnelle, siégeant presque toujours au-devant du pylore. On n'intervint chirurgicalement chez aucun

1. G. Lyon. *Traité de clin. thérap.*, 6e édit., p. 287.

2. Audistère. *De la dégénérescence cancéreuse de l'ulcère de l'estomac (ulcère simple et ulcère brunnérien).* Thèse de Paris, 1906.

3. Voir la thèse d'Audistère.

de ces malades : les trois premiers, affectés d'ulcères pré-pyloriques, sont morts, l'un à la suite d'une gastralgie, le second, d'anémie progressive et le troisième d'une perforation; enfin le dernier, porteur d'un ulcéro-cancer brunnérien, a succombé à l'anémie progressive. Le diagnostic différentiel du cancer et de l'ulcère est parfois entouré de sérieuses difficultés. Pourtant, la présence d'acide lactique abondant et de bacilles longs, l'absence d'acide chlorhydrique dans le contenu de l'estomac, des phénomènes hâtifs de stase, l'abaissement du taux digestif du suc gastrique et les tuméfactions ganglionnaires plaident en faveur de la cancérose.

L'obscurité est encore plus grande quand il s'agit d'affirmer la dégénérescence cancéreuse de l'ulcère car s'il y a des douleurs et des vomissements, on ne perçoit pas de tumeur et le chimisme stomacal n'est guère modifié vu la persistance de l'acide chlorhydrique. Voilà pourquoi l'on ne pense que tardivement à la dégénérescence maligne, c'est-à-dire quand apparaissent la cachexie, l'œdème et la métastase. Aussi, est-ce un argument que font valoir — à tort, car cette transformation n'est pas tellement fréquente — les partisans de la cure radicale pour légitimer l'intervention systématique dans tous les cas d'ulcères non compliqués.

A ce point de vue, comme nous l'avons vu plus haut, la thérapeutique chirurgicale, qui nous paraît la plus prudente, est *la résection combinée à la gastro-jéjunostomie dans les seuls cas d'ulcères à base manifestement indurée et à plus forte raison dans les variétés calleuses, qui doivent être considérées comme entachées de dégénérescence épithéliomateuse*. Toutefois, si l'on est amené à intervenir dans les dernières phases de l'affection présentant le syndrome pylorique, il est évident que l'on doit se borner à l'intervention palliative, la gastro-entérostomie, qui sera suivie d'une amélioration et d'une survie notables.

Périgastrite adhésive.

La périgastrite adhésive est une complication fréquente de l'ulcère de l'estomac. Néanmoins, quoique tout ulcus en activité retentisse plus ou moins sur le cœlome gastrique, il ne constitue pas le seul facteur étiologique de cette affection. En effet, on la relève exceptionnellement dans le cancer, la linite plastique, la tuberculose de l'estomac, le traumatisme des parois gastriques et dans les lésions extrinsèques, telles les cholécystites, l'ulcère du duodénum, la pancréatite chronique et la péritonite tuberculeuse sus-ombilicale.

La périgastrite est le résultat d'un processus inflammatoire produit au cours de l'évolution des maladies précitées. Ce travail phlegmasique a pour effet d'engendrer des exsudats périgastriques, qui par suite donnent naissance à des adhérences fibreuses limitées ou étendues reliant l'estomac à la paroi abdominale, au diaphragme ou aux organes voisins tels que le foie, la vésicule biliaire, le côlon transverse, le pancréas et la rate.

Au point de vue topographique, Delay et Cavaillon [1] divisent les périgastrites plastiques en trois variétés : 1° les brides isolées ; 2° les symphyses totales ; 3° les périgastrites antérieures, postérieures et supérieures ou hépatiques. Eu égard au siège, Brinton [2] a relevé dans vingt-deux observations de périgastrite quinze fois des adhérences de l'estomac au pancréas, cinq fois des adhérences de la petite courbure et du pylore avec le foie, une fois avec la rate et une fois avec le mésentère. Hale

1. Delay et Cavaillon. De la périgastrite adhésive de l'ulcère de l'estomac. (*Archives générales de médecine*, juin 1903, p. 1739.)

2. Kleymann. *De la périgastrite adhésive et de son traitement chirurgical.* Thèse de Paris, 1905, p. 21.

Wite [1] a fourni des résultats statistiques sensiblement comparables ; en effet, cet auteur a noté que le pancréas est intéressé dans 40 0/0 des cas, le foie seul dans 20 0/0, le pancréas et le foie dans 8 0/0, le côlon dans 5 à 6 0/0, la rate dans 1 à 2 0/0, le mésentère dans 2 à 3 0/0 ; enfin les adhérences sont polyviscérales dans 12 à 13 0/0 des cas.

Dans ces conditions, on conçoit que la symptomatologie doit être très diverse : tantôt les brides fixées sur la partie médiane de l'estomac déterminent la déformation en sablier ou hourglass des Anglais, tantôt par leur attache sur le segment pylorique elles donnent lieu à un syndrome de sténose, tantôt par leur insertion sur l'intestin ou les voies biliaires elles produisent des symptômes d'obstruction liée à la fonction des organes intéressés, tantôt elles sont rétrogastriques et adhérentes au pancréas, cas dans lequel la libération est aussi dangereuse que celle des brides gastro-hépatiques et leur diagnose bien obscure ; enfin, elles peuvent être antérieures et par suite aisément reconnues ; elles affectent alors souvent la forme de plastron épigastrique (faux cancer), dont la topographie évoque le plastron appendiculaire en ce sens que l'on trouve au centre l'ulcère — attendu qu'il s'agit fréquemment d'ulcus — avec ses bords calleux entourés de brides renfermant parfois de-ci de-là de petits abcès miliaires. D'après Delay et Cavaillon [2], ces adhérences sont intimement liées à l'évolution de la lésion fondamentale ; aussi la guérison de l'ulcère amène-t-elle habituellement la résorption de ces masses fibroïdes.

En général, c'est l'incision abdominale, qui permet de porter le diagnostic ferme de périgastrite adhésive ; de fait, en clinique, il y a souvent si peu d'indices révéla-

1. *Ibidem*, p. 22.

2. Delay et Cavaillon. *Revue de gynécologie et de chirurgie abdominale*, 1904, n° 2.

teurs de ces adhérences ! Sans doute, le passé gastrique du patient hyperchlorhydrique, l'intensité et la subcontinuité des phénomènes douloureux, qui sont très accusés quand l'estomac se distend, mettront sur la voie de la diagnose de l'ulcère sans qu'il soit possible d'être plus précis. Parfois la périgastrite se présente sous l'aspect de véritables tumeurs prises cliniquement pour des néoplasmes malins, surtout s'il y a coexistence de troubles digestifs.

Les cas de Terrier[1], de Segond[2] et de Lejars[3] constituent des exemples pour ainsi dire classiques de ces périgastrites, où le diagnostic n'est généralement fait que lors de la cœliotomie dans laquelle on pratiquera une exploration méthodique de l'estomac comme celle que l'on a préconisée dans le traitement chirurgical du cancer.

Il résulte de cet exposé que le pronostic de la périgastrite invétérée doit toujours être considéré comme sérieux en raison des complications qu'elle comporte et de l'issue fatale qu'entraînent les cas graves. Les malades se présentent alors au praticien sous un tel amaigrissement et avec un si mauvais état général qu'on les croirait atteints de carcinose.

Cette lésion gastrique ne relève que de la chirurgie dont les interventions doivent être adaptées aux différentes formes de périgastrites.

1. Terrier. Néoplasie inflammatoire de la petite courbure de l'estomac adhérent au lobe gauche du foie et à la paroi abdominale antérieure pris pour un carcinome ; laparotomie exploratrice, palliative ; guérison opératoire, puis cure définitive de la malade (*Bulletins et mémoires de la Société de chirurgie de Paris*, Séance du 16 mai 1894, et *Semaine médicale*, 1894, p. 238.)

2. Segond. Un cas de torsion pylorique par adhérence de la grande courbure stomacale au bord antérieur du foie. Laparotomie. Remise en place de l'estomac par libération de son adhérence hépatique. Guérison. (*Proc.-verb. congr. Bruxelles*, 1905. Aff. non-cancér. estomac, p. 343.)

3. Lejars. Les tumeurs inflammatoires pseudo-néoplasiques de l'abdomen (*Semaine médicale*, 12 décembre 1906, p. 589.)

En principe, le traitement de la périgastrite est subordonné à celui de la lésion causale. Or, en pratique, on intervient le plus souvent dans la périgastrite consécutive à l'ulcère de l'estomac. Dans cette thérapeutique, on a pratiqué la *gastrolyse ou libération d'adhérences, la gastropexie avec la gastroplication (Gueillot), l'excision de l'ulcère, la gastrectomie, la gastro-entérostomie, l'exclusion du pylore et même de la totalité de l'estomac, c'est-à-dire l'anastomose de l'anse jéjunale au cardia.*

La laparotomie permet donc de se rendre un compte exact du siège et de l'étendue des adhérences. Si ces dernières sont lâches, filamenteuses, se révélant par des douleurs gastralgiques persistant pendant toute la durée de l'évacuation de l'estomac ou bien si l'on trouve une simple bride déformant le viscère, obstruant le pylore, le cardia ou les voies biliaires, il suffit de sectionner, voire de réséquer les adhérences limitées. Mais la seule gastrolyse serait fréquemment suivie de récidive ; pour éviter celle-ci, il est nécessaire d'enfouir les surfaces cruentées ou de les péritoniser, notamment comme l'a conseillé Mayo Robson [1], en interposant l'épiploon entre la paroi abdominale ou le foie et l'estomac, de telle sorte que s'il y a production de nouvelles adhérences, la sclérose adhésive s'effectue entre le pylore et la séreuse épiploïque au lieu de se faire entre le viscère et une surface fixe.

Au contraire, quand il y a des adhérences étendues, la gastrolyse est insuffisante [2] et l'excision non recommandable ; alors la gastro-entérostomie [3] constitue l'opération éclectique ; ses résultats éloignés sont très satisfaisants.

Quand on se trouve en présence de vraies périgastrites formant par leurs dimensions des tumeurs inflammatoires

1. Mayo Robson. *Arch. intern. chir.*, 1903, fasc. 1, p. 11.
2. Delay et Cavaillon, *loc. cit.* (voir obs. I).
3. *Ibidem*, obs. III et IV.

pseudo-néoplasiques, les adhérences réalisent une sauvegarde contre la perforation gastrique ; il serait donc imprudent de se borner à leur libération ; il faut alors s'attaquer directement à l'ulcère, cause de ces lésions adhésives ; pour ce, on pratique la résection de l'ulcus associée à la gastro-entérostomie, s'il est facilement accessible comme le sont les cas de périgastrite antérieure (faux cancer de Sée). Malheureusement, il peut y avoir plusieurs ulcères et dès lors, nous rencontrons l'objection déjà soulevée à propos de la thérapeutique chirurgicale de l'ulcus. Si celui-ci est unique et que son excision n'est pas suivie de récidive la périgastrite devient silencieuse.

Dans toutes les éventualités, notamment dans les cas où les néoplasmes inflammatoires siègent à la face postérieure de l'organe et même à la région pylorique, il vaut mieux donner la préférence à la gastro-entérostomie avec abouchement à la face gastrique restée libre.

D'autre part, la libération des adhérences hépatiques ou pancréatiques engendre des plaies sur la gravité desquelles on a particulièrement insisté en raison de la possibilité des hémorragies mortelles.

D'ailleurs, il convient de remarquer que dans le traitement chirurgical de l'ulcère gastrique, la gastro-entérostomie donne sensiblement les mêmes résultats éloignés que la gastrectomie et avec beaucoup moins de risques opératoires, la mortalité de la première étant devenue si réduite ; de plus, elle diminue la stase, l'hyperacidité, l'hypersécrétion et, si elle ne supprime pas extemporanément la périgastrite, elle peut être le point de départ de la guérison de l'ulcère mis au repos et par suite de la résorption partielle des adhérences. Quoi qu'il en soit, si elle est pratiquée dans les adhérences étendues, elle laisse perdurer la stase gastrique un certain laps de temps ; elle produit généralement une sédation immédiate des phénomènes douloureux et des troubles fonctionnels, qui est souvent le prélude des guérisons durables.

La symphyse totale, dans laquelle l'estomac est réduit à un tube étroit par la sclérose périgastrique, n'est guère justiciable de la gastro-entérostomie. Dans cette indication, on a proposé l'exclusion du pylore et celle de l'estomac ainsi que la jéjunostomie.

L'exclusion pylorique est une intervention d'une certaine gravité entraînant une grande mortalité. Quant à la jéjunostomie, je n'ignore pas qu'elle a été posée en rivale de la gastro-entérostomie [1] dans l'ulcère en activité rebelle au traitement médical, mais à titre temporaire, son but consistant dans la mise au repos prolongé de l'estomac assurée par l'exclusion des voies digestives supérieures tout en permettant la parfaite nutrition de l'organisme. Aussi, même dans la symphyse totale, si la gastro-entérostomie est encore possible, elle doit être préférée à la jéjunostomie [2], qui ne me paraît indiquée qu'en désespoir de cause si le patient est menacé d'inanition, car elle serait ici définitive ; dès lors, il semble excessif de condamner un malade à l'alimentation artificielle alors que tout autre moyen chirurgical pourrait faire espérer le retour de l'alimentation par la voie naturelle ou bucco-œsophagienne.

Telles sont les indications opératoires de la périgastrite adhésive, que nous avons surtout déduites des vingt-deux observations recueillies par Kleymann [3] et des cinq cas rapportés par Delay et Cavaillon [4].

1. A. Brasseur. *De la jéjunostomie et principalement de la jéjunostomie au cours de l'ulcère de l'estomac* (27 observations). Thèse de Lille, 1906, p. 123.

2. La meilleure méthode paraît être la jéjunostomie latérale avec canalisation réalisée par le procédé Witzel-von Eiselberg dont la mortalité, d'après Brasseur, est de 12 0/0.

3. Kleymann. De la périgastrite adhésive de l'ulcère de l'estomac. (*Loc. cit.*).

4. Delay et Cavaillon. Périgastrite adhésive de l'ulcère de l'estomac. Son

Sténose pylorique.

La sténose pylorique est un syndrome qui occupe dans la pathologie gastrique une place très importante. C'est en effet l'aspect clinique le plus fréquent sous lequel les gastropathes se présentent au chirurgien ; c'est aussi celui dont la symptomatologie est ordinairement la plus nette et la thérapeutique la plus sûrement efficace.

L'étiologie du rétrécissement pylorique est très diversifiée, mais le résultat de l'action de ces multiples facteurs est pour ainsi dire identique ; aussi relève-t-on dans le tableau clinique presque toujours la même trilogie plus ou moins accusée, c'est-à-dire l'imperméabilité permanente ou discontinue du pylore, la dilatation gastrique, les troubles moteurs et sécrétoires.

La sténose est congénitale ou acquise.

Les causes de la sténose acquise sont nombreuses ; elles sont intrinsèques ou extrinsèques ; les voici condensées dans le tableau suivant :

Causes intrinsèques.	1. Cancer.	
	2. Linite plastique.	
	3. Pylorospasme.	
	4. Maladie de Reichmann.	
	5. Tumeurs bénignes.	
	6. Obstruction du pylore par un corps étranger (calcul biliaire).	
	7. Cicatrices	*d'ulcère rond.*
		d'ulcérations tuberculeuses.
		» syphilitiques.
		consécutives aux brûlures.
	8. Sclérose du pylore et péripylorite.	

traitement chirurgical. (*Archives générales de médecine*, juin 1904, p. 1739.)

Causes extrinsèques.

1. Compression par un néoplasme, un kyste ou un abcès du foie.
2. Compression par la vésicule biliaire calculeuse.
3. Compression par une tumeur ou kyste du pancréas.
4. Compression par le rein mobile.
5. » une tumeur ganglionnaire.
6. Étranglement par adhérences
   - *périgastrite.*
   - *péricholécystite.*
   - *péritonite tuberculeuse.*
7. Coudure par ptose du foie et de l'estomac.

I. — Sténose pylorique congénitale

La sténose pylorique congénitale est une affection dont l'anatomie pathologique a été très discutée.

Il y a longtemps que ce syndrome a été signalé chez le nouveau-né et l'enfant, mais son étude anatomo-clinique n'a été quelque peu élucidée que dans ces dernières années. En 1901, dans une revue générale de la question, Weill et Pehu [1] avaient pu enregistrer soixante-dix cas et, en 1905, Schnuder et Quinby [2] ont réuni cent quinze cas de sténose congénitale dont soixante avaient été opérés par divers procédés.

En pratique, l'affection est encore trop souvent méconnue. C'est ainsi que Lorthioir [3] déclarait en 1905 « qu'il ne doutait pas que l'intervention chirurgicale sauvera de la mort quantité de nourrissons et d'enfants plus âgés qui succombent actuellement avec le diagnostic de gastro-entérite. »

Selon Löbker [4], Sufisch [5], Moylard [6] et bien d'autres auteurs [7-8] cette sténose serait due à une hypertrophie de

1. Weill et Pehu. *Gazette des hôpitaux*, 29 septembre et 5 octobre 1901.

2. Schnuder et Quinby. *The Journal of med. Assoc.*, 1905, p. 1744.

3. Lorthioir. Remarques à propos de l'atrésie congénitale du pylore. (*Procès-verbaux du congrès de chirurgie de Bruxelles*, 1905. *Aff. non cancér. est.*, p. 355.)

4. Löbker, XXXe congrès allemand de chirurgie, avril 1901.

5. Sufisch. *Ibidem*, avril 1904.

6. Moylard. *Brit. med. Journal*, 20 février 1904.

7. Savornat. *Le rétrécissement congénital du pylore chez le nouveau-né*. Thèse de Lyon, 1905.

8. Tarkel. L'hypertrophie congénitale du pylore est due à une anomalie de développement. (*Arch. f. pathol. anat. u. phys.*, mai 1905).

la tunique musculaire du pylore, qui prend un développement si considérable qu'elle forme une tumeur. Mais on a signalé d'autres causes, tels la compression pylorique par des brides fibreuses et des adhérences inflammatoires anciennes (syphilis, péritonite fœtale, etc.), et surtout le pylorospasme, dont l'existence, constatée chez l'adulte par une foule de praticiens, serait admise chez le nouveau-né. Aussi Soupault [1] a-t-il écrit que « beaucoup de cas considérés comme dus à une lésion anatomique ne sont causés que par des troubles fonctionnels et loin de relever de l'intervention chirurgicale, comme bien des chirurgiens le veulent, sont parfaitement curables par une diète sévère ». Wernsted [2] va plus loin. Il se rallie à l'origine spasmodique de cette sténose parce que, dit-il, dans 43.2 0/0 des cas, le syndrome pylorique ne se révèle que trois semaines après la naissance, ce qui n'est guère favorable à la nature congénitale de la sténose ; en outre, on a vu, continue-t-il, des enfants présentant la symptomatologie de la sténose du pylore guérir, puis succomber ultérieurement à une maladie quelconque. Aussi, cet auteur estime-t-il que l'on ferait mieux de désigner les sténoses dites congénitales du pylore sous le nom de contractures ou spasmes des nouveau-nés suivant l'intensité des phénomènes. Pourtant, en présence des récentes constatations opératoires et nécropsiques irréfutables, cette théorie uniciste ne peut plus être sérieusement défendue.

Le symptôme primordial de cette sténose est le vomissement non bilieux, qui apparaît quelques heures ou quelques jours après la naissance, suivant que l'on a affaire au syndrome pylorique *médiat* (sténose hypertrophique, qui se révèle vers la troisième semaine), au syndrome

1. Soupault. *Traité des maladies de l'estomac*, 1906, p. 341.

2. Wernsted. Étude sur la nature des sténoses dites congénitales du pylore. (*Semaine médicale*, 5 décembre 1906, page 581.)

immédiat (atrésie congénitale) ou au syndrome *intermittent* (spasme, qui peut coexister avec la forme hypertrophique) ; on relève encore de la constipation, souvent de la dilatation de l'estomac et parfois la présence d'une tumeur pylorique ; on n'observe pas de troubles intestinaux et les poudres colorantes absorbées, telles que le charbon et le carmin, ne se retrouvent pas dans les matières fécales ; enfin, comme la maladie affecte une marche progressive, l'amaigrissement et le dépérissement de l'enfant sont rapides, la mort survenant après une ou plusieurs semaines si l'on n'intervient pas.

Le diagnostic différentiel doit être fait avec la gastro-entérite des nourrissons. Or, dans celle-ci, il y a diarrhée lientérique et les vomissements s'amendent assez vite sous l'influence d'une thérapeutique médicale appropriée, tandis que dans le spasme ou le rétrécissement pylorique les vomissements sont pour ainsi dire incoercibles et la constipation est la règle absolue.

En somme, on reconnaît au syndrome pylorique des nouveau-nés une double origine : la sténose organique, néoplasique ou due au développement de brides péritonéales [1] et le simple spasme fonctionnel *sine materia*.

En présence de cette pathogenèse, le traitement médical (où le lavage de l'estomac sera d'abord pratiqué pour débarrasser l'organe de la masse alimentaire stagnante) doit être dirigé contre les sténoses spasmodiques, qui, d'après Lyon [2], seraient l'apanage « des enfants allaités artificiellement et gavés ». Ce n'est guère que dans les cas tout à fait exceptionnels, où les symptômes, au lieu de rétrocéder, mettent en danger la vie des petits malades [3], que l'intervention chirurgicale est indiquée au

1. Hougardy. « La sténose pylorique congénitale chez le nourrisson. » (*Liège médical* in *Scalpel*, 10 février 1907, p. 366.)

2. G. Lyon. *Traité clin. thérap.*, 1905, p. 306.

3. Trautenroth fixe comme terme ultime de l'intervention le moment

même titre que dans les atrésies congénitales du pylore, véritables curiosités anatomiques, qui sont incompatibles avec la vie. *Ces deux variétés de sténose, spasmodique et atrésique, sont justiciables de la gastro-entérostomie exécutée selon les méthodes postérieures en raison de la brièveté du mésentère chez le nouveau-né.*

Dans la sténose hypertrophique du pylore, quatre opérations ont été mises en œuvre: la divulsion ou opération de Loreta, la pyloroplastie, la pylorectomie et la gastro-entérostomie. A l'heure présente, la première est tout à fait discréditée et la troisième représente ici une opération fort incertaine dans ses résultats, de telle sorte que la pyloroplastie et la gastro-entérostomie se partagent la faveur des chirurgiens. *Or, la gastro-entérostomie constitue une bien grave intervention chez un enfant chétif et déprimé ; elle réalise surtout une opération de nécessité au cas où la pyloroplastie n'est pas applicable. Celle-ci, en effet, respecte le cours normal de la digestion tout en fournissant de bons résultats éloignés, les guérisons définitives étant très fréquentes.* Telle est l'opération de choix, légitimée d'ailleurs par la statistique la plus récente, dressée par Dufour et Fredet [1], qui préconisent une *pyloroplastie sous-muqueuse*, cette dernière se recommandant par sa valeur rationnelle (la muqueuse exubérante suit l'augmentation du calibre pylorique), sa simplicité (un seul rang de sutures transversales après incision longitudinale) et sa sécurité (non ouverture de la cavité septique).

où l'enfant n'est plus capable de téter (Ueber die pylorusstenose der saüglinge Mitteilungs aus den grenzgebieten der Medizin und Chirurgie, Bd. IX).

1. Dufour et Fredet. La sténose hypertrophique du pylore chez le nourrisson et son traitement chirurgical. (*Revue de Chirurgie*, 1908, t. XXXVII, n° 2, 10 février, p. 208 à 253.)

	GUÉRISONS	MORTS	MORTALITÉ
2 Laparotomies exploratrices. .	»	2	»
1 Jéjunostomie	»	1	»
1 Pylorectomie	»	1	»
32 Gastro-entérostomies. . . .	22	30	57,69 %
36 Divulsions	21	15	41,66 »
22 Pyloroplasties	13	9	40,90 »
7 Divulsions avec gastro-entérostomie	6	1	14,38 »
6 Pyloroplasties avec dilatation.	5	1	15,66 »
8 Opérations non dénommées .	2	6	75 »

II. — Sténose pylorique acquise.

1. — Causes extrinsèques.

La dénomination de ces causes sténosantes me semble assez explicite pour me dispenser de longs commentaires, d'autant plus que l'on se représente aisément le mécanisme suivant lequel agissent les différentes affections, qui contribuent à rétrécir le pylore et à s'opposer au passage du bol alimentaire. Dans ces cas, la ligne de conduite à suivre est toute tracée, si l'on veut bien recueillir la symptomatologie engendrée par les lésions primitives, qui dominent la scène pathologique. Tout est là, car avant de discuter l'opportunité de l'intervention chirurgicale, il faut s'attacher à établir un diagnostic aussi précis que possible; or, ainsi qu'on le verra plus loin, si la sténose pylorique est facilement constatable, comme ses causes sont très nombreuses, leur diagnose peut devenir bien délicate et malaisée.

Dès que la variété de sténose est identifiée ou reconnue probable, l'intervention chirurgicale est souvent indiquée dans les cas de lésions non malignes exerçant quelque compression sur le conduit pylorique. Qu'il s'agisse d'un néoplasme, d'un kyste du foie ou du pancréas, de calculs biliaires enchatonnés dans la vésicule ou même d'un rein mobile, c'est en ayant recours à une thérapeutique appropriée à ce déplacement que l'on pourra dissiper l'effet nocif de l'organe compresseur. On se comportera de même vis-à-vis des ganglions hypertrophiés mais en tenant compte de leur nature. Quant aux cas de coudure du pylore consécutive à la ptose de l'estomac, ils sont justiciables de la thérapeutique chirurgicale, que nous examinerons à propos de la gastroptose. Enfin, l'étranglement par des brides ou des adhérences, dues à la périgastrite, à la péricholite et à la péritonite tuberculeuse, réalise une question, qui a déjà été traitée dans les indications opératoires fournies par la périgastrite adhésive.

2. — Causes intrinsèques.

a). — Le *cancer de l'estomac*, qui peut engendrer des lésions juxtapyloriques à la fois les plus graves et les plus fréquentes, a été assez longuement étudié dans le premier chapitre pour me dispenser de revenir sur cette question.

b). — La *linite plastique*, déjà traitée, doit être ici mentionnée parce qu'elle est une cause, relativement rare, de sténose pylorique.

c). — *Pylorospasme*. — Comme les sténoses organiques, la sténose spasmodique du pylore constituerait une entité morbide déterminant un rétrécissement du pylore avec gastrectasie subséquente, liée à la stase alimentaire se révélant par ses troubles habituels, c'est-à-dire des douleurs et des vomissements. L'existence du pylorospasme est encore fort discutée à l'heure présente. Elle a même été niée par beaucoup de praticiens. Ainsi, W.-J. Mayo [1], de Rochester, a déclaré avoir recherché sur la table d'opérations ce pylorospasme dans plus de trois cents interventions gastriques sans avoir pu l'observer une seule fois.

De même Soupault [2] conteste que le seul spasme puisse engendrer des phénomènes de sténose suffisants pour pou-

1. W.-J. Mayo. *Annals of surgery*, 1908, July, p. 30.
2. Soupault. *Traité des maladies de l'estomac*, 1906, p. 545.

voir être diagnostiqués en clinique. Il reconnaît que la contraction spasmodique du pylore est de nature à créer un obstacle assez puissant, susceptible de déterminer des troubles dyspeptiques à type tardif, de l'ectasie gastrique et de l'insuffisance motrice au premier degré, mais qu'il est incapable de provoquer des symptômes plus sérieux tels que la gastro-succorrhée et la stase alimentaire. Par contre, Mickulicz, Jonnesco [1], Schnitzler, Albert Robin et bien d'autres admettent que le spasme peut seul produire des troubles permanents, quoique l'on conçoive difficilement un spasme de l'espèce, perdurant de longs mois. Il y a certainement, dit Mattoli [2], des cas de spasme idiopathique, c'est-à-dire coexistant avec un pylore absolument normal. Et il cite le cas de Krause [3], qui, croyant à un cancer du pylore, résèque une petite tumeur provoquée, selon toute vraisemblance, par le pylorospasme ; en effet, dans cette « dureté » perceptible à la palpation, dans ce morceau excisé, on ne put déceler la moindre lésion à l'analyse microscopique.

Déjà, en 1899, Planchu [4] avait relevé sur cent-septante-et-un cas de pyloroplastie pour sténoses bénignes quinze cas de spasme du pylore rattachés, en dehors de toute lésion organique, à l'hyperchlorhydrie ou à l'état névropathique des patients.

D'autre part, Doyen [5] affirme avoir constaté le pylorospasme quarante-six fois sur soixante-sept opérations dirigées contre la sténose non cancéreuse ; or, vingt-quatre fois, l'affection spasmodique était symptomatique d'un

1. Jonnesco. Congr. chir. Bruxelles, 1905. (*Proc.-verb. aff. non cancér. estomac*, p. 235.)

2. Mattoli. *Ibidem*, p. 100.

3. Krause. Erfahrungen in der Magenchirurgie. (*Berlin. klin. Wochenschr.*, 1903, nos 47 et 48.)

4. Planchu. *De la pyloroplastie dans le traitement des sténoses non cancéreuses de l'estomac.* Thèse de Lyon, 1899, p. 64.

5. Doyen. Traité de G. Lyon. (*Loc. cit.*, p. 295).

ulcère plus ou moins éloigné du pylore tandis que vingt-deux fois, elle était liée à l'hyperesthésie gastrique. Carle et Fantino[1] prétendent l'avoir relevé neuf fois sur quatre cent dix opérés présentant de la sténose pylorique avec une grande quantité de liquide dans l'estomac, qui réagissait par des contractions violentes sous l'influence de toute irritation mécanique ou chimique et ce, sans qu'il ait été possible de déceler le moindre obstacle intrinsèque ou extrinsèque.

Il est vrai que les mêmes auteurs pensent que dans la généralité des cas le pylorospasme doit être attribué à de minimes lésions anatomiques, qui passent inaperçues à l'examen clinique ou à l'observation directe, telles les petites ulcérations, les rhagades, les inflammations de la muqueuse pylorique. C'est à cette hypothèse — la plus vraisemblable — que se rallie aussi Lyon[2] quand il exprime ainsi son opinion : « Des observations récentes tendent d'ailleurs à démontrer que si le spasme est réel, il est le plus souvent accompagné par une lésion organique, qui le produit par voie réflexe ; cette lésion est habituellement un ulcère juxtapylorique. »

Il est pourtant encore des chirurgiens, tels que Jonnesco[3], qui ne se bornent pas à subdiviser le pylorospasme en variétés intermittente et permanente mais qui distinguent encore le spasme idiopathique ou primitif des gastrites aiguës ou chroniques et le spasme secondaire de l'ulcère rond, ces deux formes étant rapportées directement à l'hyperchlorhydrie, bien que la plupart des auteurs contestent que, seule, cette dernière puisse provoquer le spasme.

D'après Korn[4], la thérapeutique médicale de l'ulcère

1. Carle et Fantino. *Archiv. f. klin. chir.*, 1898, Bd LVI, p. 1.
2. G. Lyon. *Traité clin. thérap.*, 1905, p. 206.
3. Korn. Ueber spastiche pylorustenose und intermittierende ecktasie. (*Deutsche med. Wochenschr.*, 1904, n°s 10 et 11).
4. Riva. Les interventions chirurgicales pour affections gastro-intesti-

gastrique, la diète liquide et le lavage de l'estomac guérissent la plupart des cas de simple pylorospasme. Néanmoins, il est des cas de sténose spasmodique chronique, dans lesquels s'établit à la longue une sténose organique fibreuse, toujours justiciable de l'intervention; en outre, même dans la phase précédant la sténose organique lorsque l'on voit l'état des patients s'aggraver rapidement à la suite de « crises pyloriques » à répétition, l'opération est formellement indiquée. Tels sont, par exemple, les deux cas que Riva, de Parme, a relatés en 1905, au Congrès italien de médecine de la façon suivante : « ..... je puis cependant citer deux cas de spasme du pylore chez des névropathes qui, par leur ténacité, mettaient la vie en danger. L'inanition était déjà très prononcée; les traitements médicaux n'avaient exercé aucune influence. Les chirurgiens appelés après les médecins n'ont pas tardé, dit-il en substance, dans les deux cas à intervenir pour aller à la recherche d'une tumeur ou d'une sténose du pylore, qui n'existait pas; malgré cela, l'opération eut comme résultat de faire cesser le spasme, et les malades reprirent leur poids. Bien que je ne sois pas très porté à encourager ces interventions à outrance, j'estime donc que, dans des cas semblables, on ne doit pas craindre d'opérer. » De même, les patients atteints de pylorospasme avec tétanie, cas particulièrement graves, ne supportent aucun retard : il faut intervenir d'urgence.

L'opération, déjà préconisée en 1892 par Marcel Baudouin et aujourd'hui partout adoptée dans les cas de pylorospasme, qui nécessitent l'intervention chirurgicale, est la gastro-entérostomie; elle donne habituellement des résultats satisfaisants.

Sirokauer [1] a traité avec succès par la gastro-entéros-

nales. (Congrès italien de médecine, 1905. *Semaine médicale*, 1er novembre 1905, p. 520.)

1. Sirokauer, *Berlin. klin. Wochenschr.*, 1904, n° 39.

tomie trois cas de pylorospasme récidivant, où le traitement médical s'est montré impuissant. De même Jonnesco et Grossmann [1] ont relaté onze interventions dirigées contre le pylorospasme compliqué de tétanie gastrique avec huit guérisons et trois morts provoquées par la péritonite post-opératoire. Leur huitième observation est des plus intéressantes ; elle apporte une notable contribution à la pathogénie de cette question, le cas constituant un exemple typique de pylorospasme idiopathique.

On a accusé la gastro-entérostomie, ainsi pratiquée en milieu acide, de favoriser la formation de l'ulcère peptique du jéjunum, que beaucoup de chirurgiens n'ont toutefois pas observé ; quoi qu'il en soit, on peut affirmer que cette fâcheuse complication post-opératoire devient de plus en plus rare à mesure que l'on tient compte des précautions techniques et diététiques précédemment signalées dans le chapitre de l'ulcère.

Nonobstant la diversité des interprétations émises sur la génèse du pylorospasme comme sur celle de la gastrosuccorrhée — tant il est vrai que les deux pathogénies sont connexes — j'adopte la règle de conduite suivie dans le traitement de la maladie de Reichmann : le cathétérisme pratiqué à jeun classe les malades en deux catégories suivant qu'ils présentent ou non de la stase. Les premiers, chez lesquels la sonde a ramené des parcelles alimentaires, sont justiciables de l'opération de choix, la gastro-entérostomie, avec anse courte ; les seconds, atteints de simple pylorospasme, chez lesquels on relève seulement de l'hyperchlorhydrie, sont soumis au traitement médical, qui sera suivi avec persévérance (repos, régime lacté, lavage de l'estomac s'il y a lieu, médications belladonée, bismuthée, alcaline, etc.). L'opération

1. Jonnesco et Grossmann. Rapport Lancereaux. Acad. méd. Paris. *Semaine médicale*, 1905, p. 79 et *in* Jonnesco. Proc.-verb. congrès chir. Bruxelles, 1908. *Aff. non cancér. estomac*, p. 237.

ne doit être ici que la rare *ultima ratio* après échec d'un long traitement interne et l'apparition d'autres symptômes commandant plus impérieusement l'intervention chirurgicale.

d) *La maladie de Reichmann* doit ici être mentionnée parce que dans sa modalité, où elle présente de la stase, elle est intimement liée à la question de la sténose pylorique.

e) *La sténose provoquée par les tumeurs bénignes* est excessivement rare.

Si les hasards de la pratique mettaient le chirurgien en présence d'une sténose de ce genre, c'est à la résection gastrique que l'on donnerait la préférence. Ces tumeurs constituent des curiosités anatomo-pathologiques [1]. La symptomatologie, qu'elles engendrent pendant la vie, est directement en rapport avec leur siège.

On peut ainsi rencontrer des tumeurs formées aux dépens de la muqueuse ou des autres tuniques. Les premières sont représentées par le *polyadénome simple*, qui résulte d'une hypertrophie des glandes de l'estomac produisant un épaississement intra-gastrique considérable de la muqueuse, localisé (p. polypeux) ou diffus (p. en nappe) et par le *polyadénome à type brunnérien*, c'est-à-dire une néoplasie rappelant la structure histologique des glandes de Brunner. Les secondes comprennent : 1° les *lipomes* ou petites tumeurs sessiles ou pédiculées, sous-séreuses ou sous-muqueuses, du volume d'un pois à une amande ; 2° les *fibromes* du volume d'un petit haricot à une noisette et même à un pouce (Cornil) qui ont une prédilection marquée pour la région pylorique ; 3° les *myomes*, petites tumeurs dures faisant saillie sous le péritoine ou dans la cavité stomacale comme celui que Eiselberg a extirpé par la cœliotomie et qui pesait 450 gram-

1. Soupault, *Traité des maladies de l'estomac*, p. 614.

mes ; 4° les *kystes* dermoïdes, dont on ne possède qu'une seule observation.

Les différentes variétés de tumeurs gastriques, si rares soient-elles, méritent pourtant une mention; il est bon que le praticien en ait présent à l'esprit la notion d'une brève topographie, car une tumeur même très exiguë, localisée au pylore, peut entraîner de graves troubles fonctionnels nécessitant l'intervention chirurgicale. Ainsi Hérald[1] a rapporté le cas d'un myome de la grosseur d'une noisette rétrécissant l'orifice pylorique chez une femme tourmentée par des vomissements incoercibles; il l'opéra avec le diagnostic probable mais erroné de sténose produite par une bride péritonéale. Certes, les myomes de l'estomac peuvent atteindre un volume bien plus considérable, mais ici la tumeur greffée sur la paroi pylorique était bien la cause des accidents : à la suite de l'exérèse de la néoplasie, la malade ne ressentit plus le moindre trouble gastrique.

Je ne rappellerai que pour mémoire les *néoplasmes inflammatoires*, auxquels on a appliqué la gastro-entérostomie, qui, par sa nouvelle bouche, a tout d'abord dissipé les troubles fonctionnels puis provoqué la fonte de ces tumeurs par suite de l'extinction progressive du processus phlegmasique précédemment entretenu par le contact irritant de la masse alimentaire sur le pylore lésé.

f) *L'obstruction du pylore peut dépendre d'un corps étranger* tel qu'un calcul biliaire enclavé. On l'enlève alors par l'incision de la paroi. Mickulicz a rapporté une observation ayant trait à un cas de l'espèce.

g) *La sténose cicatricielle* est celle que l'on rencontre le plus souvent dans la pratique. Elle comporte en effet les variétés étiologiques les plus répandues :

1° *La sténose par cicatrisation d'ulcère rond* localisé au

1. Hérald, *Deutsche med. Wochenschr.*, janvier 1898.

pylore ou même à un autre segment de l'estomac (sténose consécutive à l'hyperchlorhydrie et au pylorospasme) est la plus fréquente des sténoses cicatricielles ;

2° *La sténose par cicatrisation d'ulcérations tuberculeuses* du pylore dont le nombre de cas opérés est très restreint. Ainsi, Durante en a relaté deux cas et de leur côté Czerny, Mayo Robson, Alessandri [1] en ont publié une observation ; mais là où l'on est intervenu un plus grand nombre de fois, c'est dans la sténose tuberculeuse provoquée par la pyloroduodénite en activité, dont il est question dans le chapitre de la tuberculose gastrique.

3° *La sténose par cicatrisation d'ulcérations syphilitiques* du pylore, dont le nombre de cas se réduit à quelques unités. Outre Dieulafoy [2] et Einhorn [3], qui ont contribué à élucider la question, Gross [4] a publié deux cas de sténoses graves du pylore de nature syphilitique ; enfin Durante [5] a opéré un malade chez lequel le syndrome pylorique était dû à une cicatrice consécutive à une ulcération syphilitique. Est-il besoin de faire remarquer que le traitement de la cicatrice est celui de la sténose fibreuse, c'est-à-dire que l'opération de choix est la gastro-entérostomie, mais que si l'on avait des raisons de croire à une gomme syphilitique, il faudrait avoir recours au traitement spécifique institué dans les conditions que nous avons mentionnées plus haut dans les indications de la syphilis gastrique.

4° *La sténose par cicatrisation d'ulcères consécutifs aux brûlures* produites par l'ingestion de liquides corrosifs tels que, par exemple, la potasse caustique et les acides sulfurique et chlorhydrique. Si les rétrécissements dus aux brûlures sont parfaitement décrits, le même processus localisé au pylore est encore mal connu. D'après

1-2-3-4-5. Cités par Jonnesco. Congr. chir., Bruxelles, 1905 (*Aff. non cancér. estomac*, p. 245.)

Hartmann [1], ces sténoses pyloriques tiennent en quelque sorte le milieu entre les brûlures rapidement mortelles et les brûlures légères n'entraînant qu'une inflammation passagère.

A ce sujet, on sait que les brûlures mortelles ne sont pas très rares ; selon Gehle [2] elles se rencontreraient dix-sept fois sur vingt-cinq cas d'ingestion de liquides caustiques. Le cas relaté par Hartmann fut traité avec succès par la gastro-entérostomie. Dans le même travail, ce dernier auteur a recueilli trois cas — dus à de brillants opérateurs : Czerny, Eiselberg et Mickulicz — qui ont été guéris par la résection, quatorze cas traités par la pyloroplastie avec onze guérisons et trois morts, enfin quatre cas — avec le sien — qui ont été soumis à la gastro-entérostomie et ont fourni trois guérisons et un mort. C'est à cette dernière opération que l'auteur donne la préférence parce que si la brûlure est étendue, on est amené à faire une résection trop large dont les sutures seront souvent pratiquées au milieu des tissus malades.

La jéjunostomie [3] a été aussi employée à titre temporaire dans les brûlures graves de l'œsophage et de l'estomac. En effet, pendant la période d'acuité, la jéjunostomie, en déterminant l'exclusion des voies digestives supérieures empêche et prévient dans une certaine mesure la gastrite phlegmoneuse et la perforation tout en parant à la dénutrition. A une phase plus avancée, si les lésions cicatricielles sont telles qu'elles interdisent l'ingestion des aliments par la bouche ou par une fistule stomacale, elle rend possible l'alimentation et elle permet de tem-

1. Hartmann. Le rétrécissement cicatriciel du pylore consécutif aux brûlures. (*Proc.-verb. du congrès français de chirurgie*, 1890, p. 424.)

2. Gehle. Ueber eine fall von vergestung durch salzaure. (*Berliner Klin. Wochenschr.*, 2 juin 1884, n° 22, p. 337.)

3. A. Brasseur. *De la jéjunostomie et principalement de la jéjunostomie au cours de l'ulcère en activité de l'estomac.* Thèse de Lille, 1906, p. 121.

poriser au point d'attendre le moment propice à une intervention plus complète. Comme le dit David[1], qui rapporte quatorze cas de brûlures de l'œsophage et de l'estomac avec six morts opératoires, sept guérisons absolues et une mort au cinquante-et-unième jour des suites d'une broncho-pneumonie, soit 42 0/0 de mortalité, les résultats seraient encore meilleurs si l'opération était plus précoce, si l'on n'attendait pas « d'avoir affaire à des inanitiés, à des cachectiques, à des moribonds ».

h). — *La sténose scléreuse ou fibreuse* peut résulter du pylorospasme. On conçoit facilement qu'au bout d'un certain laps de temps la muqueuse pylorique, constamment irritée, puisse s'enflammer, se fissurer et provoquer la sclérose sous-muqueuse et sphinctérienne amenant la rétractilité sténosante du pylore ; de plus, ce processus scléro-interstitiel se propage souvent aux tissus circonvoisins pour donner lieu à la péripylorite, qui complique souvent aussi la sténose cicatricielle, c'est-à-dire aux adhérences pyloro-hépatiques, cholécystiques ou pancréatiques, qui ont pour effet d'enclaver, de couder et de rétrécir le conduit. C'est ainsi que Carle et Fantino[2] ont relevé la pylorite dans 53 0/0 de leurs cas de sténoses pyloriques, toutes dues aux ulcères cicatrisés.

Indications opératoires des rétrécissements non néoplasiques du pylore. — Le diagnostic de la sténose pylorique est généralement facile. Dans la plupart des cas, qui se présentent au praticien, on note habituellement un passé gastrique, une phase prémonitoire, dans laquelle on relève les indices de l'affection causale, tels que par exemple, les douleurs en broche, les hématémèses, l'hyperchlorhydrie, etc., de l'ulcère ; à cette période succède peu à peu la symptomatologie de la sténose con-

1. J.-L. David. *De la jéjunostomie.* Thèse de Paris, 1907, p. 103.

2. Carle et Fantino, cités par Jonnesco dans son rapport au congrès chirurgical de Bruxelles, 1905, p. 246.

firmée. Ainsi apparaissent des troubles dyspeptiques consistant en des douleurs, des régurgitations acides, des renvois gazeux et des vomissements, qui surgissent de deux à cinq heures et parfois même sept heures après les repas. Ces paroxysmes douloureux tardifs constituent le syndrome pylorique, ainsi appelé par Hartmann et Soupault parce que les douleurs et les vomissements sont la conséquence de l'obstacle insurmontable que le pylore lésé oppose à l'évacuation ultime de la digestion gastrique.

Il n'en est pas moins vrai que le diagnostic de la sténose pylorique est parfois si délicat qu'il nécessite l'observation prolongée du malade. Comme le dit Oettinger [1] « cela se comprend du reste, car entre la gastrite hyperacide qui s'accompagne habituellement de l'hypersécrétion et du retard dans l'évacuation de l'estomac avec ou sans spasme pylorique, d'une part, et l'ulcère juxtapylorique avec sténose relative — que cet ulcère soit cicatrisé ou encore en activité — que nous venons d'étudier, d'autre part, il existe une transition bien difficile à établir, la seconde de ces maladies n'étant le plus ordinairement qu'une complication de la première. »

Au point de vue physique, on observe la dilatation de l'estomac, qui se révèle par la tension épigastrique et les contractions péristaltiques. De plus, on constate l'existence du clapotage à jeun, parce que l'évacuation gastrique n'est pas terminée au bout de douze heures. C'est donc dans ces conditions que le cathétérisme à jeun permet d'extraire une quantité de liquide gastrique, dont l'analyse microscopique, chimique et biologique fournit des renseignements très utiles pour déterminer avec précision la nature de la sténose et de la dilatation secondaire. Ainsi, dans l'ulcère, ce liquide, qui est fluide et abondant, a une odeur de vin blanc fermenté et renferme

1. Oettinger. Des sténoses méconnues du pylore dans l'ulcère gastrique. (*Semaine médicale*, 20 septembre 1905, p. 445).

de l'acide chlorhydrique souvent même en excès ; dans le cancer, le même liquide, qui est épais et pâteux, a une odeur d'acide butyrique et est caractérisé par la présence de l'acide lactique, l'acide chlorhydrique pouvant parfois même faire totalement défaut.

Le cathétérisme est très important pour le chirurgien. On sait en effet que six heures après le repas d'épreuve de Leube, composé d'une assiette de soupe (400 grammes de bouillon), d'un plat de viande (200 grammes de beefsteak), de pain (130 grammes) et d'un verre d'eau (200 centimètres cubes), l'estomac doit être trouvé vide; *en conséquence, douze heures après un repas ordinaire, si le cathétérisme pratiqué à jeun avec ou sans lavage ramène des débris alimentaires c'est qu'il y a un obstacle à l'évacuation de l'estomac, il y a une sténose ;* au contraire, dans les dilatations simples, voire les plus prononcées, où le bord inférieur de l'estomac peut atteindre la région hypogastrique, il n'y a pas de stase, car si la digestion est laborieuse le viscère finit pourtant par se vider d'une manière lente.

Sous ce rapport, certains auteurs, comme Hayem, distinguent les sténoses à marche aiguë et les sténoses à marche lente ; ces dernières sont elles-mêmes subdivisées, suivant leur degré, en sténoses serrées, moyennes et légères, mais au point de vue chirurgical cette classification ne peut être admise. Sans doute, dans celle-ci, les symptômes graves seront atténués par des lavages et l'administration des alcalins. Il est même banal de voir la thérapeutique médicale suffisamment prolongée améliorer la dilatation accompagnée de gastro-succorrhée et de stase passagère, engendrée par la combinaison du spasme pylorique et des lésions ulcéreuses de la muqueuse juxtapylorique. Dans de telles éventualités le traitement interne peut apporter un soulagement momentané à ces patients. Malheureusement, les rechutes sont si fréquentes qu'en présence de la répétition et de l'intensité des crises, qui font tomber peu à peu le malade dans une certaine inanition — le passage des aliments étant trop réduit — l'intervention chirurgicale finit par s'imposer chez un sujet dont l'état général est devenu bien précaire. Or, comme le disent Terrier et Hartmann [1], *la perte de poids jointe à la stase alimentaire constitue au premier chef une indication opératoire.*

La gastro-succorrhée et l'hyperchlorhydrie rebelles, dont l'existence est liée soit à un rétrécissement léger du pylore, comme l'admet Hayem, soit à un ulcère méconnu, comme Hartmann l'a constaté dans ses interventions, indiquent l'opération seulement dans les cas, où elles coïncident avec le *syndrome pylorique médicalement incurable.* A plus forte raison en est-il de même dans les dilatations — sans gastro-succorrhée ni stase — provoquées par le spasme du pylore, que l'on observe dans les crises hyperchlorhydriques : alors, l'intervention chirurgicale ne me paraît que bien exceptionnellement indiquée.

D'une manière générale, il ne faut pas trop temporiser chez les malades, qui s'alimentent si difficilement que leur déchéance progressive les conduit lentement à la cachexie inanitionnelle et même à cette complication grave que réalise la tétanie. Aussi, comme d'une part la mortalité opératoire en chirurgie gastrique s'est fortement abaissée dans ces dernières années et que d'autre part le traitement médical ne semble pas devoir être plus efficace dans la forme la plus fréquente, la sténose fibreuse du pylore, que contre les rétrécissements de l'urèthre — quoiqu'en dise Sachs [2], qui a préconisé les injections hypodermiques de thiosinamine, et Herschell [3], de fibrolysine, dans les cas

1. Terrier et Hartmann. *Chirurgie de l'estomac*, 1899, p. 18.

2. Sachs. Traitement des rétrécissements cicatriciels du pylore par des injections sous-cutanées de thiosinamine. (*Semaine médicale*, 8 mars 1907, p. 118).

3. Herschell, de Londres, *Folia therapeutica*, juillet 1907. (La fibrolysine résulte de la combinaison de la thiosinamine avec le salicylate sodique.)

de ce genre, ainsi que dans la périgastrite chronique, les adhérences pleurales et les rétrécissements de l'urèthre — il ne faut pas attendre que le malade soit tout à fait débilité par une temporisation trop longue ; dans ces conditions, si l'on opère en temps opportun et avec une bonne technique, l'acte chirurgical est régulièrement bénin et presque constamment couronné de succès.

Dans les cas de sténose résultant d'une lésion organique du pylore ayant entraîné une grande dilatation avec stase abondante, on peut dire que la chirurgie réalise de véritables résurrections chez des patients inéluctablement voués à la mort, qui vient abréger leur existence de douleurs et de privations.

L'intervention chirurgicale étant acceptée, à quelle opération faut-il avoir recours pour assurer le parfait écoulement du contenu gastrique dans l'intestin ?

Pour rétablir la libre circulation des matières, on s'est adressé à deux ordres de procédés opératoires : le premier se propose de faire récupérer au pylore sténosé ses dimensions sensiblement normales, telles la dilatation et la pyloroplastie ; le second vise la création d'une voie nouvelle, soit en réséquant le conduit rétréci par la pylorectomie, soit en détournant le cours des matières au moyen de la gastro-entérostomie, c'est-à-dire d'une bouche, pratiquée à un point variable de la continuité des parois viscérales.

La divulsion digitale (Loreta, 1882) ou instrumentale (Richter, 1881) après cœliotomie est absolument délaissée. C'est une manœuvre opératoire, aveugle et insuffisante, qui est fréquemment suivie de récidive et expose à de sérieux accidents, telles que les déchirures et les hémorragies, qui peuvent mettre en danger la vie de ces opérés[1].

1. Forgue et Reclus. *Traité de thérapeutique chirurgicale*, 1898, 2e éd., p. 730.

La dilatation (Hahn, 1885) à travers la paroi gastrique non incisée a été tentée sans plus de succès.

La pyloroplastie (Heinecke-Mickulicz, 1886-1887) semble à première vue l'opération idéale ; elle comporte une technique très simple et tend à reconstituer le conduit naturel dans les meilleures conditions physiologiques tout en mettant à l'abri du moindre accident de reflux. Mais, en pratique, il n'en est pas de même car elle exige, pour donner de bons résultats, un pylore libre, aux tissus mous et élastiques. Tout d'abord, on sait que l'on a souvent affaire à un pylore scléreux et parfois rendu adhérent par la péri-pylorite ; ensuite, dans les sténoses graves, où la dilatation a entraîné l'atrophie de la tunique musculaire de l'estomac, la pyloroplastie ne fait pas disparaître la stagnation et le viscère ne possède pas la contractilité suffisante pour faire progresser la masse alimentaire jusqu'au pylore. De plus, même quand l'opération a été exécutée dans de bonnes conditions, la récidive est fréquente en raison de la rétractilité de la cicatrice au niveau de la ligne de suture. En outre, la mortalité opératoire est relativement considérable. En effet, la statistique globale de Terrier et Hartmann [1] accuse dix-neuf morts sur cent vingt et une opérations, soit 15,7 0/0 ; celle de Mayo Robson [2] quarante-neuf morts sur trois cent dix-huit cas opérés, soit 15,4 0/0 ; enfin, celle de Planchu [3] vingt et un morts sur cent-septante et une opérations, soit 12,2 0/0.

D'ailleurs, même si la mortalité devenait quelque peu inférieure, la pyloroplastie ne pourrait donner les résultats de la gastro-entérostomie — dont la mortalité est aujourd'hui relativement minime — car dans plusieurs cas

1-2. Hartmann, *Travaux de chirurgie anatomo-clinique*, 3e série, 1903, p. 200.

3. Planchu. *De la pyloroplastie dans le traitement des sténoses non cancéreuses du pylore*. Thèse de Lyon, 1899.

opérés par divers chirurgiens, la pyloroplastie s'est montrée insuffisante à tel point que l'on dut intervenir secondairement par la gastro-entéro-anastomose. Tels sont les cas de Carle et Fantino, de Czerny, de Stendel, de Wölfler, de Schloffer, de Löbker, de Mayo, de Durante, de Cecoherelli, et de Rosenheim brièvement consignés dans le rapport de Jonnesco [1], qui par suite rejette cette intervention. Pourtant, certains opérateurs, tel Mattoli, ne la condamnent pas d'une façon absolue ; ils la réservent aux seuls cas de rétrécissement fibreux simplement annulaire du pylore non adhérent avec ectasie bénigne, où la musculature a conservé toute sa tonicité.

De même, en 1899, Terrier et Hartmann [2] estiment que la pyloroplastie, appliquée aux rétrécissements fibreux simples sans ulcère de l'estomac et sans adhérences notables, constitue, même chez les enfants, une opération défendable. Néanmoins, en présence d'une indication si limitée — si rare en pratique, en raison de la pylorite fréquente — et de l'éventualité d'une récidive toujours imminente, il est beaucoup de chirurgiens, qui ont définitivement abandonné cette intervention. Sa mortalité n'est pas inférieure à la gastro-entérostomie attendu que l'on est maintenant familiarisé avec cette dernière opération, dont les résultats éloignés sont en outre meilleurs et plus constants.

Certes, je n'ignore pas que l'on a fait grand état des très rares ulcères peptiques relevés chez les gastro-entérostomisés ; mais comme le fait observer Roux [3], « préférer la pyloroplastie à la gastro-entérostomie, à cause des ulcères peptiques, c'est oublier que le pylore balafré est incontinent et laissera passer le suc gastrique dans

1. Jonnesco. Aff. non cancér. estomac. (*Pro.-verb. congrès chir. Bruxelles*, 1905, p. 248).

2. Terrier et Hartmann. *Chirurgie de l'estomac*, 1899, p. 335.

3. Bourget et Roux. *La gastro-entérostomie*. Paris, 1902, p. 49.

l'intestin grêle aussi vite qu'une bouche de gastro-entérostomie. »

A l'heure présente, c'est la pyloroplastie sous-muqueuse appliquée à la sténose congénitale hypertrophique, qui représente l'indication la moins contestable.

La pylorectomie a été pratiquée pour la première fois pour sténose bénigne en 1882 par Rydygier. Actuellement, elle est préconisée par certains chirurgiens, tels que Jonnesco, dans les cas d'ulcère pylorique en activité avec tumeur et sténose du conduit mobile et peu adhérent, si l'état du patient est satisfaisant. Mais en revanche, d'autres opérateurs lui préfèrent la gastro-entérostomie, qui donne des résultats définitifs à peu près identiques sans exposer le malade au même risque opératoire. Ceux qui adoptent cette dernière ligne de conduite pensent que la pylorectomie est encore trop grave pour être recommandée dans une lésion bénigne et n'interviennent par la résection que dans le cas, où la lésion sténosante est soupçonnée en voie de transformation cancéreuse. En tout état de cause, il faut reconnaître que la pylorectomie n'a été que très rarement pratiquée et le plus fréquemment à la suite d'une diagnose erronée.

Toutefois, en 1905, Soupault [1] a fait valoir une autre considération ; il a recommandé la pylorectomie quand elle peut être faite dans de bonnes conditions, parce que non seulement elle met à l'abri de complications ultérieures mais qu'à la suite de cette intervention, le suc gastrique a une tendance à reprendre sa composition normale, ce qui ne serait pas le cas après la gastro-entérostomie, où l'acidité serait seulement diminuée ; mais maintenant, ce reproche ne me paraît plus guère fondé parce que, comme je l'ai signalé dans les indications opératoires de l'ulcère, la majorité des chirurgiens pratique

1. M. Soupault. *Traité des maladies de l'estomac*, 1906, p. 375.

la simple gastro-entérostomie, sans Y, qui facilite au contraire le reflux du contenu alcalin de l'intestin dans l'estomac, ce qui a pour effet de neutraliser l'hyperacidité habituelle.

La gastro-entérostomie est donc l'opération de choix, qui peut être appliquée presque à tous les cas de sténose pylorique, de nature non néoplasique, justiciables de la chirurgie.

La bénignité opératoire de la gastro-entérostomie, qui domine en souveraine le champ de la chirurgie gastrique, est mise en évidence dans toutes les statistiques récentes. Ainsi Hartmann [1] (1902) accuse une mortalité de 11,5 0/0, Mattoli [2] et J.-W. Mayo [3] 8 0/0, Mayo Robson [4] 5 0/0, Terrier [5] 4.5 0/0, Carle et Fantino [6] 3,8 0/0 et Monprofit [7] un décès sur dix-huit cas de rétrécissements non néoplasiques du pylore traités par la gastro-jéjunostomie. Cette intervention est en outre rationnelle attendu que par le drainage gastro-intestinal, qu'elle assure au point le plus déclive, elle vide bien l'estomac de son contenu. Aussi, la création de ce néo-pylore fournit-elle des résultats thérapeutiques très satisfaisants : elle permet l'alimentation immédiate des malades, dont l'état général se relève avec une rapidité étonnante cependant que s'atténuent et se dissipent tous les troubles fonctionnels. La suppression de la stase et par suite des fermentations gastriques fait disparaître l'irritation de la muqueuse et la résorption nocive des toxines élaborées dans ces estomacs dilatés. Ainsi s'explique la cessation des douleurs,

1. Leroy. Thèse de Paris (*loc. cit.*, p. 78).
2. Mattoli. La gastro-enterostomia (*loc. cit.*).
3. J.-W. Mayo. *Annals of chir.*, 1903, p. 30.
4. Mayo Robson. *The Lancet*, 1903, p. 570.
5. V. Thèse de Leroy, p. 78.
6. Carle et Fantino. *Archiv. f. klin. chir.*, 1898, p. 650.
7. Monprofit. *Affect. non cancér. estomac* (Congrès de chir., Bruxelles, 1905, tableau p. 80 et 81).

des aigreurs, des éructations et des vomissements en même temps que le poids des malades augmente. Bientôt leur teint se colore, leurs forces reviennent au point qu'au bout de quelques semaines on constate le retour à une santé florissante.

L'action bienfaisante de la gastro-jéjunostomie ne tarde pas à déterminer des modifications dans l'état fonctionnel et chimique de l'organe. En ce qui concerne la capacité de l'estomac, de nombreuses nécropsies ont démontré que le viscère dilaté se rétracte toujours après la gastro-entérostomie. Comme le signalent Hartmann et Soupault [1], les variations post-opératoires dans les dimensions de l'estomac sont subordonnées à l'état de la musculature avant l'intervention, état qui est directement proportionnel à l'ancienneté du rétrécissement quelle que soit sa nature. De fait, les estomacs cancéreux et surtout ceux dont la sténose est due à une lésion consécutive à une brûlure — où l'ectasie a été rapide — reviennent plus vite que les autres à leurs dimensions normales. L'étude méthodique des fonctions motrices de l'estomac a prouvé que l'évacuation de cet organe n'est plus aussi complète que chez les sujets normaux, mais cette insuffisance motrice n'exerce aucune influence nocive sur l'état de l'opéré.

Le chimisme gastrique est profondément modifié ; or, dans ces sténoses bénignes, l'acidité due à l'acide chlorhydrique libre et combiné peut persister mais est toujours diminuée et parfois même disparaît complètement surtout depuis que l'on facilite le reflux du contenu alcalin du jéjunum au moyen de la simple gastro-entérostomie sans Y. Ce résultat doit être rapporté au mélange d'une certaine quantité de bile et au drainage gastro-

1. Hartmann et Soupault. Les résultats éloignés de la gastro-entérostomie (*Revue de chirurgie*, 10 février 1899, pp. 144 à 149) *in* Soupault. Chimisme gastrique et gastro-entérostomie. (*Trav. chir. anat. clin.*, 1903, p. 242.)

intestinal, qui, supprimant l'irritation de la muqueuse, restreint la sécrétion du liquide gastrique.

Le reflux de la bile dans l'estomac est un incident très fréquent chez les gastro-entérostomisés mais qui est plutôt de nature à favoriser la digestion qu'à entraver celle-ci. Il n'en est plus de même lorsque surgit le circulus viciosus des Allemands, c'est-à-dire le reflux des aliments dans le bout duodénal, ceux-ci ne pouvant s'engager dans le segment inférieur de l'intestin. Cette redoutable complication, révélée par des vomissements bilieux et alimentaires en même temps que le malade éprouve un sentiment de gêne avec angoisse épigastrique, est incompatible avec la vie. Aussi, faut-il en cette occurrence pratiquer le plus tôt possible une seconde intervention [1]. Après laparotomie, on trouve l'anse afférente très distendue et l'anse efférente au contraire aplatie ; en présence de cette constatation, on pratique une jéjunostomie complémentaire, qui est la seule ressource capable d'arracher le patient à une mort certaine.

A ce sujet, il est à remarquer que l'on peut observer : 1° des occlusions banales, non inhérentes à l'opération (occlusion spasmodique ou paralytique ou avec obstacle, indépendant du foyer opératoire, provoqué par des brides, des adhérences, par l'extension de lésions néoplasiques) ; 2° des occlusions spéciales à la gastro-entérostomie et relevant d'une technique défectueuse ou d'un bon procédé mal exécuté (bouton de Murphon arrêté dans l'intestin, occlusion par torsion de l'anse intestinale, par compression du côlon transverse, par incarcération de l'intestin dans le défilé prévertébral ou dans la brèche non suturée du mésocôlon [2]). Ces occlusions peuvent être immédiates, rapprochées ou tardives et affecter les types

1. Brissaud, Pinard et Reclus. *Prat. méd. chir.*, t. III, p. 299.

2. Rigollot-Simonnot. *L'occlusion intestinale après la gastro-entérostomie.* (Thèse de Paris, 1908.)

de l'occlusion intestinale aiguë, chronique, ou du circulus viciosus ; le diagnostic des premières doit être fait avec la péritonite post-opératoire, la dilatation aiguë de l'estomac et le circulus viciosus. Le traitement de ces accidents consiste autant que possible dans la cœliotomie immédiate comportant avant tout l'examen du foyer opératoire et de son voisinage, l'acte opératoire étant dès lors adapté à la variété d'occlusion décelée.

La prophylaxie de ces occlusions est intimement liée à la technique opératoire : l'asepsie sera rigoureuse, l'hémostase parfaite, la péritonisation exacte des surfaces cruentées, la bouche anastomotique placée en dehors de la zone d'adhérences accompagnant un ulcus et aussi loin que possible des tumeurs ou lésions néoplasiques ; enfin un bon procédé de gastro-entérostomie, qui doit être simple, d'exécution rapide, mettra presque sûrement à l'abri du circulus viciosus. A ce point de vue, le Wolfler et le von Haecker ont tous deux à leur actif le circulus et l'occlusion ; il en est de même de toute gastro-jéjunostomie avecabouchement antérieur, qui ne réalise plus qu'un procédé de nécessité. Deux méthodes permettent d'éviter ces accidents : celui de Ricard et Chevrier, simple et rapide, procédant par abouchement latéral et caractérisé par la formation d'une anse afférente aussi courte que possible et par la suppression de tout défilé au-dessus de l'anastomose par accolement de l'estomac à l'intestin jusqu'à la racine du mésocôlon transverse ; l'autre par implantation, le procédé en Y de Roux avec anastomose postérieure, réalise une méthode idéale, si l'on ne craint pas de prolonger l'opération. Si l'on veut un procédé très expéditif, on a recours à la gastro-entérostomie postérieure de Petersen avec anastomose au bouton en lui ajoutant la suspension verticale de l'anse afférente de Ricard, fixation étendue sur laquelle avait déjà insisté, en 1889, notre maître, le professeur Pozzi, mais qui était impuissante à prévenir le reflux parce qu'elle était horizontale.

Enfin on a relevé dans les suites éloignées de la gastro-entérostomie quelques cas exceptionnels [1], où le chyme encore acide et non neutralisé par la bile et le suc pancréatique a engendré la production dans l'intestin d'un ulcère peptique [2]. Celui-ci s'observe de moins en moins aujourd'hui à cause de la technique plus perfectionnée et du traitement post-opératoire mieux compris.

Telles sont les complications consécutives à la gastro-entérostomie, que j'ai déjà effleurées à propos des indications opératoires de l'ulcère de l'estomac.

Les résultats éloignés sont rarement assombris par quelque nouvel accident lié au médiocre fonctionnement du pylore artificiel. C'est ainsi qu'on a parfois noté une véritable récidive des troubles gastriques par suite du rétrécissement de la fistule gastro-intestinale ; dans ce cas, une nouvelle opération du même genre aura tôt fait de parer à cette fâcheuse éventualité. C'est ce que fit avec succès Jonnesco [3] dans un cas de l'espèce.

En somme, que l'anastomose gastro-intestinale soit réalisée par la gastro-duodénostomie ou la gastro-jéjunostomie, elle constitue dans la plupart des cas de sténose, où elle est indiquée, une opération tout à fait rationnelle. Aussi Monprofit [4] a-t-il pu dire que l'on trouve dans le rétrécissement non néoplasique du pylore « la véritable indication pratique de la gastro-entérostomie, qui vivra éternellement car à supposer qu'on trouve jamais un jour

1. Kocher. *De l'ulcère peptique du jéjunum après la gastro-entérostomie.* XXXI° congrès de la Société allemande de chirurgie, 1902. *Ibidem*, communication de Heidenhain, de Kronlein et de Hahn.

2. Hartmann, cité par Brasseur dans sa thèse (p. 61), n'a pas relevé un seul cas d'ulcère peptique sur 132 gastro-entérostomies.

3. Jonnesco. Aff. non cancér. estomac. (*Proc.-verb. congrès chir.*, Bruxelles, 1905, p. 257.)

4. Monprofit. *Ibidem*, p. 82.

le sérum du cancer, il est peu probable qu'on découvre un moyen de traiter cette forme de sténose. »

Sténose du cardia.

La symptomatologie engendrée par le rétrécissement du cardia est sensiblement la même que celle de la sténose, qui frappe ordinairement en même temps le segment cardial de l'œsophage. On observe, en effet, dans la cardiosténose une dysphagie graduelle, qui entrave progressivement le passage des aliments solides, des bouillies, finalement des liquides au point de rendre vaine toute tentative de déglutition et de provoquer une régurgitation immédiate des aliments ainsi rejetés tels qu'ils avaient été introduits.

Aussi, l'état général ne tarde-t-il pas à être influencé par cette gêne mécanique de l'alimentation ; bientôt le patient perd son poids et ses forces jusqu'au jour où les liquides sont arrêtés ; c'est alors que s'établit l'inanition, qui conduit fatalement à la mort si la maladie est abandonnée à elle-même.

La diagnose est effectuée au moyen d'un cathétérisme prudent : la distance à laquelle s'arrête l'explorateur gradué indique le siège et la lumière du rétrécissement localisé à l'œsophage, au cardia ou aux deux conduits à la fois. Cet examen peut être rendu plus précis en procédant sous le contrôle de l'œsophagoscopie. On est ainsi amené à faire le diagnostic différentiel de la sténose cicatricielle avec le spasme et le cancer du cardia, les diverticules de l'œsophage, la compression de la région cardio-œsophagienne par un anévrysme de l'aorte ou une néoplasie voisine ou encore l'obstruction par un corps étranger. La nature du rétrécissement cicatriciel est indiquée par l'interrogatoire, les commémoratifs et l'examen du patient. Si la sténose est présumée d'origine spécifique, par exemple, il y a lieu d'instituer un traitement approprié en même temps que l'on emploie la dilatation.

Dans les indications opératoires de la cancérose gastrique, j'ai mentionné les interventions proposées pour pallier à la sténose du cardia cancéreux. Je dois maintenant parler du traitement de la sténose non néoplasique du cardia. D'une manière générale, en présence d'une sténose bénigne, si le rétrécissement est quelque peu perméable au cathéter, il est justiciable de la dilatation méthodique. Mais si cette dernière n'a amené aucune amélioration au bout d'un laps de temps suffisamment prolongé ou s'il s'est produit une fausse route ou encore si le rétrécissement est devenu infranchissable, il faut avoir recours à l'opération sanglante. On est maintes fois intervenu dans l'œsophagosténose, mais il n'en a pas été de même dans la sténose du cardia.

En effet, d'après Jonnesco [1], on n'aurait attaqué directement par le bistouri que deux rétrécissements cicatriciels. De ces cas très rares dus à Trendelenburg, l'un appartenait surtout à la portion terminale de l'œsophage; l'autre était un cas de sténose fibreuse, limitée au cardia et consécutive à une brûlure produite par l'absorption d'acide sulfurique; chez ce malade, on pratiqua la gastrostomie, qui fut suivie de ses bons résultats immédiats habituels.

Dans ces dernières années, on s'est résolument occupé de la chirurgie du cardia. On a proposé de remplacer la gastrostomie, suivie de la dilatation rétrograde et spécialement du cathétérisme sans fin [2] de l'orifice rétréci, par la cardioplastie (Bossi), la cardiectomie (Sencert) [3] et

1. Jonnesco. Aff. non cancér. estomac. (*Proc.-verb. congrès chir.* Bruxelles, 1905, p. 280.)

2. Pinard, Brissaud, Reclus. *Prat. méd. chir.*, t. IV, p. 695.

3. L. Sencert. *Revue de gynécologie et de chirurgie abdominale*, 1905, n° 3.

l'œsophagogastrostomie (Gosset)[1], interventions chirurgicales d'une technique laborieuse qui, à ma connaissance, n'ont pas reçu de consécration pratique.

La chirurgie n'a certes pas fourni tout ce que l'on est en droit d'attendre d'elle en cette matière. C'est ainsi que Roux[2] vient de pratiquer chez un enfant atteint d'un rétrécissement extrême de l'œsophage — où le cathétérisme quotidien avait produit une fausse route — une nouvelle opération qu'on pourrait peut-être heureusement appliquer au traitement des sténoses cicatricielles du cardia, celles-ci empiétant souvent d'ailleurs sur le conduit œsophagien. L'auteur, suivant le principe émis par Tavel, emploie un court segment de l'intestin grêle pour établir une gastrostomie de gros calibre : il utilise ainsi le sens de la péristaltique gastripète du tractus intestinal pour éviter tout reflux nuisible. Il a exécuté le premier temps œsophago-jéjuno-gastrostomose, qu'il se propose de mener à bonne fin, dès que l'état du patient le permettra, en suturant à l'œsophage cervical l'anse jéjunale présentement attirée sous la peau du thorax, au-devant de la poignée sternale[3].

Comme il ressort de cet exposé, la chirurgie de la région cardio-œsophagienne subit une évolution, qui nous fait espérer que, dans un avenir prochain, la fistule gastrostomique ne représentera plus le summum de nos efforts chirurgicaux.

1. Gosset. *Revue de chirurgie*. Paris, 1903.

2. Roux. L'œsophago-jéjuno-anastomose. Nouvelle opération pour rétrécissement infranchissable de l'œsophage. (*Semaine médicale*, 23 janvier 1907, p. 37.)

3. La même intervention, tentée voici quelques mois par J. Verhoogen, de Bruxelles, n'a pas été couronnée de succès.

Dilatation de l'estomac.

La dilatation de l'estomac, qui consiste dans l'augmentation de la capacité de cet organe, fut longtemps considérée comme une maladie autonome jouant un rôle important dans la pathologie gastrique. Elle apparaît aujourd'hui comme un état secondaire à différentes causes. Cette conception actuelle, partout acceptée, est tellement patente que les cas rangés sous ce vocable sont désignés couramment par l'École allemande (Rosenthal, Edwald, Boas, Rosenheim) sous le terme d' « insuffisance gastrique » et par l'École américaine (Einhorm, etc.) sous la dénomination d' « ischochymie ».

Depuis les travaux de Bouchard et de Legendre, on admet généralement qu'un estomac est dilaté lorsque sa limite inférieure, après un repas moyen, dépasse l'ombilic et une ligne réunissant les deux onzièmes côtes, l'organe normal devant se rétracter au-dessus d'une ligne tirée entre les deux cartilages des dixièmes côtes. On a indiqué beaucoup de procédés, tels la percussion auscultée, dont le meilleur procédé paraît être celui de Curlo [1], la radiographie après absorption à jeun de sous-nitrate de bismuth, etc. Mais dans la pratique courante, la plupart des auteurs estiment que la recherche du bruit de clapotage — au moyen de la palpation — quatre à cinq heures après les repas ne permet guère de constater que l'atonie de l'estomac, car la méthode éclectique, à la fois simple et précise, réside dans la percussion aidée ou non de l'insufflation modérée — réalisée au moyen de poudres effervescentes ou de la sonde reliée à une double poire de Richardson — qui est susceptible de nous fournir assez exactement les dimensions de l'estomac. Pour ce, on déter-

1. Curlo. Sur un procédé de délimitation de l'estomac (*Semaine médicale*, 19 juillet 1905).

mine les limites supérieure et inférieure de la surface de projection de l'estomac sur la paroi abdominale et l'on mesure la distance qui sépare les deux tracés; mais pour que cette mensuration ait toute sa valeur, il faut tenir compte de l'heure du dernier repas, qui a précédé l'examen, les dimensions de l'estomac étant variables suivant son degré de réplétion.

La dilatation étant reconnue, on identifie la variété en procédant à l'exploration du rythme évacuateur de l'estomac. Pour l'apprécier, on peut rechercher, au moyen de la sonde, la durée moyenne de la digestion d'un repas d'épreuve de Leube [1], mais, en clinique, on se borne généralement à pratiquer le cathétérisme à jeun douze heures après le repas ordinaire de la veille; et si la sonde permet de retirer au moins 30 centimètres cubes de liquide gastrique, mélangé à des débris alimentaires plus ou moins divisés, on conclut que l'estomac n'arrive jamais à atteindre l'état normal de vacuité absolue, on est autorisé à porter le diagnostic de dilatation hypertrophique avec rétention ou stase gastrique, c'est-à-dire secondaire à un obstacle pylorique ou para-pylorique ou encore à la contracture spasmodique du pylore empêchant le passage du chyme dans l'intestin ; dans le cas contraire, l'évacuation de l'estomac est simplement retardée et l'on a affaire à une insuffisance motrice de l'estomac dépendant surtout d'une cause centrale (asthénie généralisée) ou d'une cause périphérique (surmenage gastrique) chez les sujets présentant de la faiblesse congénitale de la tunique musculaire de cet organe ou même, suivant l'hypothèse émise par Hayem, à des troubles du chimisme gastrique liés à des lésions anatomiques de la gastrite.

La dilatation *hypertonique* ou d'origine pylorique, qui se manifeste physiquement par la tension épigastrique et

1. La formule en a été indiquée dans les indications opératoires de la sténose pylorique.

les ondes péristaltiques, et fonctionnellement par le syndrome pylorique tardif (douleurs, régurgitations, renvois gazeux et vomissements produits de deux à cinq heures après les repas) se présente surtout sous les trois aspects cliniques suivants : 1° La grande dilatation avec stase alimentaire abondante et permanente qui peut même se compliquer de tétanie et de coma dyspeptique ; 2° la dilatation avec gastro-succorrhée et stase alimentaire peu abondante et intermittente ; 3° la dilatation avec hyperchlorhydrie sans gastro-succorrhée ni stase [1].

L'étude de cette première forme de dilatation se confond tout naturellement avec celle de la sténose pylorique, dont elle est la conséquence ; son diagnostic étiologique et ses indications opératoires ont donc été examinés dans le chapitre précédent ayant trait à ce syndrome.

La dilatation *atonique* ou gastrectasie essentielle de certains auteurs peut revêtir différents types cliniques ; son étude est intimement liée à celle de la dyspepsie asthénique (variété nerveuse ou nervo-motrice) dont elle n'est qu'une modalité symptomatique [2]. Sous ce dernier rapport, on admet ordinairement d'une façon peut-être un peu trop schématique que le type neurasthénique de la dilatation de l'estomac se rencontre de préférence chez les femmes maigres, anémiques ou cachectiques — qui sont des inanitiées — et la forme arthritique de l'ectasie le plus souvent chez les hommes obèses ou congestifs qui sont des intoxiqués.

Telles sont brièvement esquissées les considérations cliniques, qu'il nous a semblé utile de condenser afin de bien s'entendre sur la nature de la dilatation dont on se propose de rechercher les indications opératoires, ce qui ne peut se faire avec fruit que si le praticien s'appuie sur un excellent diagnostic étiologique et pathogénique.

1. Brissaud, Pinard, Reclus, *Prat. méd. chir.*, t. II, p. 864-871.
2. *Ibidem*, p. 858.

C'est en adoptant ce principe que l'on peut conclure à l'adoption d'une thérapeutique presque complètement médicale de la dilatation atonique, celle-ci n'étant le plus souvent que l'expression d'une forme de dyspepsie asthénique ; aussi, ne saurai-je partager les idées optimistes émises en faveur de l'intervention par les chirurgiens chargés de faire rapport sur les affections non cancéreuses de l'estomac au Congrès de Bruxelles [1].

Au contraire, je pense avec Hartmann[2] que l'opération n'est qu'exceptionnellement indiquée dans la dilatation atonique et que l'on a trop abusé du bistouri dans cette indication au lieu d'insister sur le traitement médical bien compris et suffisamment prolongé.

En somme, dans ces dilatations simples, si communes en pratique, l'estomac vide son contenu pendant la nuit. Aussi, sont-elles fréquemment améliorées par une thérapeutique médicale, tant générale que locale. C'est pourquoi je déclare n'avoir qu'une médiocre confiance dans la gastrorraphie ou gastroplication réalisée au moyen de plis saturés et étagés à la face antérieure du viscère. Malgré les quelques faits favorables à l'opération de Bircher (1891) et consignés dans la thèse de Clerc [3], et le résultat remarquable, qu'elle m'a procuré dans un cas de l'espèce [4], si le traitement médical était absolument impuissant, *j'aurais actuellement recours à la gastrorraphie combinée à la gastro-entérostomie*, car dans cette éventualité il y a de la stase gastrique plus ou moins accusée, liée à l'insuffisance motrice de l'organe, *stase*,

1. Monprofit, Mattoli et Jonnesco. Voir ectasie gastrique dans les aff. non cancér. est. (*Procès-verb. congr. chir.*, Bruxelles, 1905.)

2. Hartmann. *Ibidem*, p. 292.

3. M. Clerc. *De la gastroplication. Contribution au traitement chirurgical de la dilatation de l'estomac*. Thèse de Paris, 1900.

4. Delangre. Dilatation et ptose de l'estomac avec adhérences gastrocoliques. Libération et gastroplication (*La Clinique* de Bruxelles, 22 décembre 1900, p. 817 à 823).

qui peut seule légitimer l'intervention chirurgicale. D'ailleurs, la dilatation coexiste parfois avec de la ptose et de la gastrite intense ; on comprend mieux ainsi l'utilité d'une intervention complexe comme celle que Jonnesco [1] mit en œuvre chez sa malade et dont le résultat thérapeutique fut excellent. En effet, ce chirurgien pratiqua la gastropexie (Duret, 1895) pour fixer l'estomac ptosé, la gastrorraphie pour rétrécir l'organe dilaté et la gastro-entérostomie pour modifier la muqueuse stomacale et abolir les troubles éventuels dus au pylorospasme.

Dislocation verticale de l'estomac.

Tandis que dans la dilatation gastrique pure et simple, l'estomac a ses seules limites inférieures abaissées, dans la gastroptose ou dislocation horizontale, l'organe est descendu en bloc car ses courbures supérieure et inférieure sont situées plus bas qu'à l'état normal ; enfin dans la dislocation verticale, la plus rare des ptoses stomacales, le grand axe devient parallèle au rachis parce que sous l'influence du relâchement des ligaments suspenseurs le pylore s'est prolabé [2] pour suivre la petite courbure dans sa chute abdominale.

Dans la dislocation verticale, la plus grande partie de l'estomac occupe l'hypocondre gauche et la moitié gauche de la cavité abdominale, le cardia et la partie supérieure de l'estomac étant restés en place au niveau de la onzième vertèbre dorsale et le pylore étant abaissé et attiré vers la ligne médiane. Les deux segments cardiaque et pylorique forment ainsi deux poches d'inégale longueur accolées l'une à l'autre. De plus, comme le duodénum ne

1. Jonnesco. Traitement chirurgical des ectasies gastriques. (*Proc.-verb. congrès fr. chir.*, 1899, p. 393.)

2. Ziemsson, cité par Soupault dans son Traité (p. 417), a observé un cas où le pylore descendait jusqu'au niveau du promontoire pelvien.

suit le pylore que dans une partie très restreinte de sa première portion, la seconde étant fixée au rachis, il y a production d'un coude, qui constitue un obstacle plus ou moins notable au passage des aliments. Ainsi, le prolapsus pylorique et la coudure duodénale finissent par créer une dilatation gastrique surtout prononcée dans la zone la plus déclive de l'antre du pylore.

La dislocation verticale, étant rare chez l'homme et relativement fréquente chez la femme, on a accusé le corset d'en être le grand facteur étiologique ; en réalité, l'amaigrissement, le relâchement des tissus et l'atonie musculaire consécutifs à la grossesse constituent les causes patentes de la splanchnoptose, dont la dislocation verticale n'est qu'une modalité aggravée par la pression exercée par le corset. En outre, il faut aussi voir dans la sténose pylorique ou sous-pylorique un agent causal par suite de la stase consécutive à l'ectasie s'effectuant surtout aux dépens de l'antre pylorique, qui, par sa traction, distend les attaches du pylore et contribue ainsi à développer le prolapsus.

A l'inspection, on constate que l'abdomen est très évasé et que par contre le thorax est étroit, le creux épigastrique présentant une dépression accentuée toujours notable. A la palpation, on relève le bruit de clapotage dû à l'atonie de la musculature gastrique. A la percussion aidée de l'insufflation, on se rend compte de l'abaissement de la grande courbure et on délimite la forme de l'estomac, qui se porte vers la gauche. Si le cathétérisme de l'estomac pratiqué à jeun ne retire aucun débris alimentaire, c'est que la dislocation est essentielle ; dans le cas contraire, elle est secondaire à une sténose pylorique.

L'examen radioscopique de l'estomac — facilité par l'emploi d'une pilule dure de bismuth — qui permet de fixer les limites du viscère avec une grande précision, peut d'ailleurs élucider le diagnostic différentiel souvent délicat de la ptose gastrique et de la dilatation. L'examen du sujet doit être pratiqué dans le décubitus latéral droit. S'il y a ptose, le liquide contenu dans l'estomac est nettement éloigné de la courbe diaphragmatique ; s'il y a ectasie sans ptose, ce liquide vient en contact avec le diaphragme [1].

Les digestions sont parfois bonnes dans la dislocation verticale. Quant aux troubles fonctionnels, qui sont très variables, ils résultent de l'atonie musculaire ; ils consistent dans le tympanisme, la tension épigastrique, l'oppression, les palpitations ; parfois, on relève encore des crampes, du pyrosis, des régurgitations et même des vomissements ; alors constate-t-on des troubles douloureux tardifs survenant trois à quatre heures après les repas, c'est-à-dire au moment où s'effectue l'évacuation laborieuse de l'estomac. Ces symptômes locaux coexistent fréquemment avec des troubles généraux tels que la faiblesse, les vertiges, l'insomnie, la frilosité, l'irritabilité, l'hypocondrie, la céphalée, etc., dus à l'action inhibitrice provoquée par le sympathique abdominal.

Quand la dislocation essentielle est modérée, c'est que la musculature de l'estomac suffit à compenser les désordres liés à l'évacuation défectueuse des ingesta ; j'estime avec Vautrin [2] que le traitement peut consister dans la suppression du corset et le port d'une ceinture, telle que la sangle de Glénard, susceptible de relever l'organe prolabé et avec lui le pylore.

Mais il est des cas où la musculature « forcée » offre des lésions décrites par Rosenbach sous le nom de dilatation atrophique, qui est rendue tangible d'après Robin par un ensemble clinique. On observe, en effet, des dou-

1. Leven et Barret. Mensuration radioscopique de l'estomac et diagnostic de la ptose gastrique. (Société de biologie, 24 octobre 1903.)

2. Vautrin. De la dislocation verticale de l'estomac. Traitement chirurgical. (*Proc.-verb. congrès franç. chir.*, 1901, p. 497.)

leurs dues à la stase gastrique et surtout des vomissements au moment où l'estomac s'exonère de la bile ou des aliments en voie de décomposition. Dans cette éventualité, le traitement médical ne parvient pas à dissiper les douleurs ni à entraver la marche fatale vers la cachexie « inanitionnelle ». C'est alors que le chirurgien entre en scène. Hartmann [1] et Vautrin [2] sont intervenus avec succès dans cette indication par la gastrorraphie et la gastropexie. A ce sujet, l'expérience a démontré que l'on doit toujours donner la préférence à la gastropexie directe (Duret, Roswing, Hartmann) fixant le segment gastrique ptosé à la paroi abdominale car la gastropexie indirecte, qui ne s'adresse qu'au petit épiploon ou ligament gastro-hépatique (Kammerer, Dawis de Stengel-Beyer) ou au ligament gastro-colique et au grand épiploon (Coffey), réalise une intervention illusoire.

A l'heure présente, cette double intervention me semble insuffisante dans de tels cas et j'y ajouterais la gastro-entérostomie afin d'obtenir des résultats plus sûrs et plus durables par l'établissement d'une nouvelle communication gastro-intestinale au point le plus déclive de la poche stomacale.

Quand la dislocation verticale ne constitue qu'une des manifestations de la splanchnoptose, on doit surtout insister sur la thérapeutique médicale bien entendue de façon à lutter le plus utilement possible contre les aléas d'une mauvaise statique abdomino-pelvienne, l'intervention chirurgicale ne pouvant guère être motivée dans ces ptoses généralisées avec atonie de tous les tissus et relâchement de la paroi abdominale.

Il n'en est plus de même dans la dislocation verticale, compliquée de sténose pylorique, liée à un obstacle au passage du chyme de l'estomac dans l'intestin ; dans ces

1. Hartmann. *Bulletin de la Société de chirurgie de Paris*, 19 avril 1899.
2. Vautrin. *Proc.-verb. cong. fr. chir.* (*Loc. cit.*, 1901, p. 506.).

conditions, l'intervention, doublement indiquée, est subordonnée à la nature de la lésion puisque l'on peut avoir affaire à un néoplasme pylorique. Si ce dernier est bien limité, peu ou non adhérent avec un minimum de retentissement ganglionnaire, on procédera à la pylorectomie; dans tous les autres cas, on aura recours à l'opération de choix, la gastro-entérostomie, à laquelle on associera, pour remplir complètement l'indication opératoire, une gastropexie afin de relever l'estomac et d'effacer la coudure et la sinuosité nocives.

La gastropexie complémentaire paraît indispensable, dans les cas de ce genre. C'est ainsi que Vautrin [1] put observer une nouvelle dislocation de l'estomac à la nécropsie d'un sujet décédé à la suite d'une pyloro-gastrectomie pour cancer du pylore avec dislocation verticale ; or, cette dernière n'avait pas été traitée de cette façon parce que l'exérèse de la masse cancéro-ganglionnaire ayant été achevée, il avait semblé à l'opérateur que l'organe avait repris sa situation normale. Malheureusement, il n'en était rien. Aussi, cette brève observation est-elle la meilleure preuve de l'opportunité de la gastropexie comme opération supplémentaire dans les cas complexes de l'espèce.

Gastroptose.

Comme nous l'avons vu plus haut, la gastroptose proprement dite est en quelque sorte une dislocation horizontale, l'estomac étant abaissé dans sa totalité, le cardia n'atteignant plus le niveau de la onzième vertèbre dorsale et le fond gastrique ne remontant plus à la hauteur normale sous les fausses côtes ; la limite supérieure du tympanisme, décelé à la percussion, est bien en dessous

1. Vautrin, *Loc. cit.*

de l'extrémité sternale et de même la limite inférieure du viscère devient plus ou moins basse selon la nature de la maladie compliquant la gastroptose qu'en tout état de cause on pourrait toujours sûrement identifier par l'examen radioscopique, mentionné dans le diagnostic différentiel des dislocations verticale et horizontale.

La symptomatologie et les indications opératoires de cette affection se confondent avec celles de la dislocation verticale avec splanchnoptose ou avec ectasie ou avec ou sans stase alimentaire. D'ailleurs, la gastroptose est souvent due à la dislocation verticale compliquée elle-même de dilatation et aux sténoses d'origine pylorique.

En présence de tels cas, on peut donc être amené à pratiquer l'opération éclectique [1], la gastro-entérostomie associée à la gastrorraphie et à la gastropexie comme il en a été fait chez la malade de Jonnesco, dont l'observation a été signalée dans la recherche des indications de l'ectasie gastrique. Dans leur rapport, Depage, Rouffart et Meyer émettent la même opinion : la gastro-entérostomie, destinée à combattre la stase et la gastrique, réalise l'opération de choix comme étant la plus efficace et la plus logique dans la gastroptose.

Sans doute, on a déjà publié de nombreuses observations de gastroptose ou de dislocation verticale, traitées par la thérapeutique chirurgicale, mais il en est beaucoup qui sont dépourvues de toute valeur ou du moins qui ne sont pas utilisables attendu que les renseignements manquent de précision. Or, il importe avant tout de savoir exactement les conditions, qui ont légitimé l'intervention et quels en ont été les résultats éloignés ; pour ce, il est à souhaiter que les observations soient plus soigneusement recueillies et par suite plus amplement détaillées, car il n'est pas ad-

1. Depage, Rouffart et Meyer. *La chirurgie des ptoses viscérales.* (Rapport à la Société belge de chirurgie. Séance extraordinaire du 29 octobre 1904).

missible que l'on intervienne chirurgicalement dans tous les cas de dislocation verticale et horizontale de l'estomac, la bénignité relative de certaines opérations ne pouvant justifier les abus, dont le praticien n'aime pas à prendre la responsabilité.

Estomac biloculaire.

L'estomac biloculaire — en sablier, hourglass, sanduhrmagen — est une déformation permanente consistant dans un rétrécissement de la partie moyenne de l'estomac, divisant sa cavité en deux loges, dont l'une supérieure ou cardiaque et une inférieure ou pylorique.

Quoique l'estomac biloculaire, affection plus fréquente qu'on ne l'avait cru, résulte souvent de la cicatrisation d'un ulcère de l'estomac, sa pathogénie n'est pas complètement élucidée [1]. Néanmoins, les auteurs en distinguent habituellement deux formes cliniques, acquise et congénitale, encore fort discutées; outre celles-ci, Budinger a signalé l'estomac biloculaire intermittent, subordonné à un spasme du sphincter de la poche pylorique.

Les troubles fonctionnels engendrés par cette affection ne sont guère caractéristiques et sont même parfois nuls; en effet, dans une première période, ces phénomènes sont très vagues (symptômes de gastrite ulcéreuse), tandis que dans une phase avancée, ils se confondent intimement avec ceux de la sténose pylorique; on observe alors un état névropathique marqué, des douleurs épigastriques, de grands vomissements — liés à la stase gastrique confirmée par le cathétérisme pratiqué à jeun — survenant loin des repas et souvent de l'amaigrissement assez prononcé. Aussi le diagnostic exact de cette maladie est-il rarement fait sur le vivant.

1. M. Soupault. *Traité des maladies de l'estomac*, 1906, p. 145.

Pourtant aujourd'hui, on n'est pas tout à fait désarmé. Outre la diaphanoscopie, qui a permis à Jaworski [1] de porter le diagnostic, la radiographie est sans doute appelée à rendre des services dans l'avenir, mais à l'heure présente, on délaisse, dit Boismard [2], la distension gastrique déterminée par les poudres effervescentes et c'est à l'insufflation directe, qui n'est contre-indiquée qu'en présence de gastrorragie, que l'on donne la préférence. Elle permet de constater l'existence de deux poches — rendues évidentes à la palpation et à la percussion sauf dans le cas d'orifice béant — séparées par une sorte d'échancrure, qui se dirige de la grande à la petite courbure.

J'ai glissé rapidement sur la stase gastrique : elle a cependant une certaine importance en raison de ce fait que l'on note ici l'ectasie paradoxale de Jaworski [3] : « l'estomac étant apparemment vidé, le cathéter ne ramène rien mais le bruit de clapotage est encore facilement constatable à cause de la présence du liquide resté dans la poche inférieure ou pylorique, d'où il n'est pas ramené par la sonde. Mais comme le cathéter et même la pompe stomacale ne peuvent vider un estomac simplement dilaté, cet indice n'est pas plus pathognomonique que les autres signes précités. Il en serait de même du lavage; l'eau de lavage, d'abord sale, devient ensuite absolument claire; or, sous l'influence du massage ou d'un effort quelconque, le liquide redevient tout à fait trouble par suite du mélange de nouveaux résidus alimentaires.

Récemment, De Beule [4] a préconisé comme moyen dia-

1. Jaworski. *Wiener medicinische Presse*, 19 décembre 1897, p. 1601.

2. E. Boismard. *De l'estomac biloculaire et spécialement de son traitement chirurgical.* Thèse de Paris, novembre 1906, p. 36.

3. Jaworski, Boismard, Thèse de Paris. (*Loc. cit.*)

4. De Beule. Rapport Debaisieux. (Académie royale de médecine de Belgique, séance du 24 novembre 1906.)

gnostique la combinaison du massage péri-ombilical avec le lavage de l'estomac.

On pourrait se demander s'il y a intérêt à faire avant l'opération un diagnostic précis de biloculation gastrique attendu que la sténose pylorique commande la même intervention chirurgicale. C'est ainsi que dans un cas Guinard [1], croyant son malade affecté de sténose pylorique alors qu'en réalité il avait affaire à un estomac bilobé, pratiqua la pyloroplastie au lieu d'aboucher l'intestin à la partie postérieure de la poche cardiaque ; le patient étant décédé à la suite de cette intervention insuffisante, il est juste de remarquer qu'il n'eût probablement pas succombé si un diagnostic préalable avait conduit à remplir la véritable indication opératoire.

Le traitement médical n'est que palliatif et, seule, la thérapeutique chirurgicale est efficace.

Si l'on élimine les opérations incomplètes telles que les diverses laparotomies simples ou complexes, on voit que la chirurgie a été mise en œuvre sous la forme de gastroplastie, de gastro-anastomose, de gastroplicature et de gastro-entérostomie.

La gastroplastie (Bardeleben, 1880 et von Krukenberg) utilisée dans le but de détruire le rétrécissement médio-gastrique, le pylore étant normal, la gastro-anastomose (Wölfler, 1903) pour faire communiquer les deux poches, la gastroplicature (Tricomi, 1895), la gastrectomie partielle (Krause, 1903) n'auront bientôt plus qu'un intérêt historique [2].

Déjà, en 1901, Trada avait recueilli vingt-quatre cas, dont treize gastropexies, cinq gastro-anastomoses, une gastroplicature et cinq gastro-entérostomies. En 1903, Mattoli [3] ajouta à cette statistique quinze cas ; l'ensemble

1. Guinard. *Société de chirurgie de Paris*, séance du 19 décembre 1900.
2. Jonnesco. *Congr. chir. Bruxelles.* (Aff. non cancér. est., p. 205.)
3. Mattoli. *Ibidem*, p. 201.

donna trente-cinq guérisons et quatre décès, soit une mortalité de 10,26 0/0. L'année suivante, Monprofit [1] relata deux interventions suivies de succès. En 1903, Pinatelli mentionna vingt-huit cas d'estomac biloculaire traité par la gastro-entérostomie. En 1904, Mayo Robson [2] a publié vingt-huit interventions pratiquées pour biloculation gastrique.

La gastro-entérostomie (von Eiselberg, 1894) réalise une méthode supérieure à toutes les autres dans la généralité des cas parce que tout en réduisant au minimum les risques opératoires, elle est susceptible de faire disparaître la stase alimentaire, conséquence la plus nocive de la maladie. Il s'agit ici de décider quelle loge il faut anastomoser ? Monprofit [3] estime que l'on doit toujours anastomoser à l'intestin la poche la plus voisine du cardia, mais les troubles peuvent perdurer à cause de l'existence de la poche inférieure, qui résulte de la sténose pylorique. Aussi a-t-on judicieusement proposé d'assurer le drainage des deux poches — pour une raison à la fois mécanique et physiologique — par une double gastro-entérostomie réalisée soit par le procédé de Clément, consistant en une gastro-entérostomie en Y, antérieure avec abouchement latéral double, soit par la même méthode modifiée par Monprofit. Ce procédé comporte une implantation du jéjunum sur la poche supérieure avec accolement latéral sur la poche inférieure, combinée à l'anastomose jéjuno-jéjunale habituelle. C'est une opération idéale non seulement en raison de l'excellence de ses résultats immédiats impliquant la disparition absolue de la stase mais encore parce qu'elle est susceptible d'en-

1. Monprofit. *Archives provinciales de chirurgie*, 1904, n° 2 et in *Proc.-verb. congr. chir.*, Bruxelles, 1905, p. 89.

2. Mayo Robson. On hourglass stomach from a personal experience of 23 operations (*The Lancet*, 2 janvier 1904).

3. E. Boismard. *De l'estomac biloculaire et spécialement de son traitement chirurgical.* Thèse de Paris, 1906, p. 56.

traîner la disparition de l'étranglement en sablier et la résorption de l'induration localisée des parois. Cette constatation, qui a été faite au cours d'une nouvelle laparotomie chez le même sujet, établit même « l'utilité du traitement opératoire de l'ulcère rond et de l'estomac en bissac ».

Volvulus de l'estomac.

Le volvulus gastrique, dû à la torsion de l'organe sur son axe vertical, constitue une des plus rares affections chirurgicales de l'estomac.

Certes, il est possible qu'un certain nombre de faits, naguère rapportés à la gastralgie nerveuse, à la dilatation gastrique, ou même à l'occlusion intestinale, doivent être attribués à la torsion de l'estomac, mais à l'heure présente, les cas de l'espèce reconnus tels à la nécropsie ou à la laparotomie exploratrice se réduisent à quelques unités : en effet, à notre connaissance, la littérature médicale n'a pu enregistrer que les observations de Berti (1866), de Berg (1895), de Weisinger [1] (1901), de Borchardt [2], de Dujon [3] (1902), de Pendl [4] (1904), de Neumann [5] (1906), et de Delangre [6] (1907), les cas de Saake, de Nazzoli, de Langerhans et de Niosi [7] devant

1. Berti, Berg et Weisinger cités par Dujon.

2. Borchardt. Zur pathologie undtherapie des Nagenvolvulus. (*Archiv. f. Klin. chir.*, 1904, t. LXXIV, p. 2.)

3. Dujon. Volvulus de l'estomac, laparotomie exploratrice. Relation d'autopsie. (*Proc.-verb. congr. franç. chir.*, 1902, p. 464 et in *Volvulus de l'estomac*, 1904, p. 6 à 35.)

4. Pendl. *Wiener Wochenschr.* 28 avril 1904, p. 476 et 477.

5. Neumann. Volvulus de l'estomac. *Deutsche Zeitsch. f. chir.* 1906, LXXXV.

6. Delangre. Volvulus de l'estomac infra-colique et antipéristaltiqu . (*Proc.-verb. congr. franç. chir.*, 1907, p. 286.)

7. Niosi. Contribution à l'étude du volvulus de l'estomac. (*Riforma medica*, 23 nov. 1907.)

être attribués à une obstruction d'estomac en sablier réalisant une sorte de volvulus partiel n'intéressant que la portion pylorique.

Le volvulus de l'estomac, qui résulte le plus souvent de la gastroptose préexistante, est dit *infra* ou *supra-colique* suivant que le côlon transverse est compris ou non dans le mouvement de torsion et *anti ou péristaltique* selon que ce dernier s'est établi ou non dans le sens des mouvements péristaltiques de l'estomac.

Au point de vue symptomatique, l'affection rappelle le tableau de l'occlusion intestinale aiguë, dont elle se différencie pourtant par certains caractères : la dilatation brusque de l'estomac, le hoquet sans éructations et l'impossibilité d'introduire une sonde dans l'organe, le cathéter devant s'arrêter à 46-48 centimètres de l'arcade dentaire. Voici d'ailleurs la relation du cas, que les hasards de la clinique m'ont permis d'observer et qui est de nature à donner une bonne idée des conditions, dans lesquelles l'affection se présente dans la pratique.

Il s'agit d'un malade qui offrait tous les indices de l'iléus le plus grave : météorisme aigu très prononcé, vomissements sans éructations, absence d'émissions de gaz par l'anus, facies grippé, pouls fréquent et filiforme. Cet accident s'était déclaré brusquement dans le cours du premier repas du matin, car le patient, âgé de 54 ans, bien qu'il s'était plaint à diverses reprises d'inappétence et de troubles digestifs assez vagues, ne ressentait aucun malaise notable avant de se mettre à table. Après avoir constaté qu'il n'y avait aucun obstacle aux orifices herniaires, on avait en vain pratiqué le cathétérisme du gros intestin au moyen de la sonde molle et tenté de faire le lavage de l'estomac, qui n'admettait pas le tube de Faucher. Cette dernière particularité, associée à la forme en cornemuse du ballonnement épigastrique, évoque même à notre esprit la possibilité d'un volvulus stomacal ou d'une hernie pylorique de l'estomac plutôt qu'une torsion de l'intestin grêle autour de son pédicule mésentérique, sans que toutefois nous puissions formuler un diagnostic bien ferme.

C'est dans ces conditions que l'on pratique une laparotomie exploratrice. L'ouverture de la séreuse donne issue à une certaine quantité d'un liquide citrin, dont l'écoulement est bientôt arrêté par un organe énorme, développé en hypertension, qui vient faire saillie à travers toute l'étendue de la brèche péritonéale ; il est divisé en deux poches par un sillon à convexité inférieure : une supérieure, plus vaste, est recouverte d'un feuillet épiploïque, tendu comme sur un ballon ; l'autre inférieure, plutôt allongée, se porte en haut et en arrière.

La masse, étant circonscrite par des compresses, est extériorisée aussi loin que possible afin d'identifier les segments viscéraux ainsi modifiés dans leurs rapports respectifs : la dépression médiane répond à la petite courbure, la plus grande poche à la paroi stomacale postérieure attirée en avant et coiffée de l'épiploon gastro-hépatique tandis que le plus petit segment correspond à la paroi gastrique antérieure, à la grande courbure et au côlon transverse refoulé en haut et en arrière.

Tout d'abord, tant pour se créer de la place dans la cavité abdominale que pour rendre la masse viscérale plus maniable, il est aspiré une notable quantité de gaz et environ deux litres d'un liquide noirâtre tenant en suspension des particules alimentaires ; la petite brèche, formée par le passage du trocart, est immédiatement enfouie par une double suture séro-séreuse de Lembert.

La cavité péritonéale étant asséchée au moyen de compresses aseptiques, on s'attaque alors au travail de détorsion en tirant sur le pôle inférieur de l'estomac tout en soulevant la masse devenue un peu flasque, comme pour l'éloigner de la paroi costo-vertébrale. Comme le déroulement ne s'effectue pas, on refoule en même temps la poche supérieure, qui dès lors s'infléchit progressivement au point de permettre la descente de l'épiploon, du côlon transverse et de la grande courbure, qui reprennent peu à peu leurs rapports normaux. De plus, étant donné ce fait que d'une part, le volvulus succède le plus souvent à la gastroptose liée elle-même à un relâchement des moyens de fixité de l'estomac, et que d'autre part, l'organe lésé affecte la forme d'une poche prolabée toute disposée à subir l'action de la presse abdominale, réalisant ainsi une condition favorable à la récidive, il est légitime de s'opposer à toute stagnation de liquide faisant de l'estomac une véritable besace prête à être tordue autour de sa racine pyloro-duodénale. A ce titre, la gastro-entérostomie réalisant un drainage efficace constitue une excellente pratique complémentaire, mais comme chez notre malade l'état général est des plus précaires, les extrémités étant froides et le pouls imperceptible, nous supprimons le chloroforme et nous terminons rapidement par une gastropexie sous forme de deux rangées de suture à la soie fine, qui fixent à la paroi abdomino-diaphragmatique la région antérieure de l'estomac proche de la petite courbure sur une étendue transversale de 7 à 8 centimètres. Finalement, la brèche abdominale est fermée par la suture étagée usuelle.

Les suites opératoires sont apyrétiques et évoluent vers la guérison sans le moindre incident. Quant à la gastropexie, elle ne provoque qu'une légère sensation de gêne dans l'hypocondre gauche pendant toute la durée de la digestion. Ce malaise disparut au bout de deux à trois mois et bientôt la santé de l'opéré devint aussi florissante que possible.

Comme on le voit, le traitement du volvulus ne peut être que chirurgical. Berg est le premier, qui soit intervenu dans cette affection ; mais si sa gastrotomie fut suivie d'un succès immédiat, il n'en faut pas moins convenir que cette opération est insuffisante. Tant il est vrai qu'en médecine, les résultats thérapeutiques s'expliquent toujours par des données anatomo-physiologiques, pour remplir l'indication complète, *le traitement rationnel de cette affection doit consister, après la cœliotomie exploratrice, dans la détorsion associée à la gastropexie ou à la gastro-entérostomie dirigée contre la gastroptose*[1].

Tétanie gastrique.

La tétanie gastrique est une complication tardive de la grande dilatation de l'estomac consécutive à l'hypersécrétion et à l'ulcère pylorique. Elle peut se présenter sous trois aspects cliniques bien décrits par Bouveret et Devic[2] : 1° une forme commune, caractérisée par la contracture douloureuse des extrémités; 2° une forme plus rare, dont les contractures sont plus étendues, plus généralisées; 3° une troisième forme, dans laquelle on relève à la fois des convulsions toniques et cloniques générales avec coma et perte de connaissance évoquant l'idée d'une attaque d'épilepsie.

C'est une affection rare puisque Boas[3] n'a pu en réunir qu'une quarantaine de cas, et assez grave, car d'après Kussmaul qui, le premier, l'a signalée, elle serait fatale dans les deux tiers des cas; la mort surviendrait dans les quarante-huit heures, qui suivent le début des accidents. Au cours de mes recherches bibliographiques, j'ai notamment enregistré une observation relatée par Bamberger[4].

Le malade, qui présentait les symptômes manifestes de l'ectasie gastrique avec des douleurs, des vomissements

1. A. Neumann. Le volvulus de l'estomac. (*Semaine médicale*, 13 mars 1907, p. 127.)

2. Bouveret et Devic. *Revue de médecine de Paris*, 1902.

3. Boas. *Diagnost. therap. der Magenck*, t. II, p. 126.

4. Bamberger, Rapport annuel de l'hôpital Rodolphe de Vienne. (*Semaine médicale* [Lettre de Vienne], 3 octobre 1892.)

noirâtres, une haleine exhalant une forte odeur d'acétone, etc., succomba à la suite de violents accès de tétanie. A la nécropsie, on trouva un ulcère rond avec des lésions accessoires dans d'autres organes. Comme le relève l'auteur, ce qui était surtout remarquable, c'était l'absence d'acide chlorhydrique libre.

Sous le rapport pathogénique, on a successivement rapporté la tétanie de la dilatation gastrique à la siccité, à la déshydratation des tissus (Kussmaul, Jonnesco et Grossmann), à la déchloruration de l'organisme (Hayem, von Jacks), à un acte réflexe à point de départ stomacal, enfin à une auto-intoxication (Brieger); à l'appui de cette dernière hypothèse, Bouveret et Devic invoquent avec raison, s'il se confirme, ce fait qu'ils sont arrivés à extraire des liquides résiduels des hyperchlorhydriques une substance toxique, tétanisante pour le cobaye.

La maladie soumise au traitement médical étant mortelle dans les deux tiers des cas, on doit recourir, dès le premier accès de tétanie, à l'opération éclectique, la gastro-entérostomie, qui me paraît bien indiquée dans ces grandes dilatations d'origine pylorique, où elle est le plus souvent efficace. Ainsi Jonnesco et Grossmann[1] ont recueilli douze cas, dus à Mayo Robson, Flenier, Boas, Gumbrecht, Carnegie-Dickson et à eux-mêmes, chez lesquels l'intervention chirurgicale (pyloroplastie ou gastro-entérostomie) a donné huit guérisons et trois morts post-opératoires. C'est également à la gastro-entérostomie avec entéro-anastomose qu'eut recours avec succès Schwartz[2] dans un cas de tétanie; malheureusement, sa malade succomba le douzième jour à la suite d'une pneumonie.

1. Jonnesco et Grossmann. *Presse médicale de Paris*, 1905, n° 52.

2. Schwartz. Contribution à l'étude de la tétanie et des contractures d'origine gastrique et intestinale. Ulcères du duodénum. Tétanie des muscles antérieurs de l'abdomen. Gastro-entérostomie postérieure avec gastro-entéro-anastomose. Arrêt des accidents de tétanie. Mort de pneumonie lobaire le 12e jour (*Pr.-verb. congr. chir.*, 1907, p. 290.)

Dilatation aiguë de l'estomac.

La dilatation aiguë de l'estomac, qui peut être « spontanée » ou se produire sous l'influence de diverses causes, notamment à la suite d'un traumatisme abdominal quelconque, se déclare le plus souvent après la cœliotomie ou même une intervention juxta-abdominale en donnant lieu à des accidents capables d'entraîner la mort. Aussi faut-il diviser les gastrectasies en formes médicales et chirurgicales, ces dernières comportant elles-mêmes les variétés post-opératoires et traumatiques.

Déjà signalée en 1873 par Koeberlé, cette affection est absolument distincte de la myasthénie gastrique. La variété opératoire est le plus souvent le résultat de la paralysie réflexe de l'estomac — depuis la simple parésie jusqu'à la paralysie totale — due soit à l'infection post-opératoire (Terrier), soit à une action inhibitrice (Régnier) [1]. Ce serait une sorte de commotion des centres et des nerfs du sympathique abdominal pouvant même intéresser tout le tube digestif [2]. Il n'en est évidemment pas toujours de même des formes médicales (dans la convalescence de maladies graves [3]) et là, l'étiologie de cette affection peut reconnaître comme point de départ le spasme pylorique ou cardiaque.

Voici comment Reynier [4], qui naguère avait attiré l'attention sur le rôle du système nerveux dans les paralysies intestinales post-opératoires, trace les traits essentiels de

1. Terrier et Régnier. Dilatation aiguë post-opératoire de l'estomac. (*Soc. chir. Paris*, séance du 6 décembre 1905.)

2. Legueu. *Ibidem*, séance du 22 novembre 1905.

3. Albert Robin. *Traité des maladies de l'estomac*.

4. Reynier. Des paralysies stomacales post-opératoires. (*Proc.-verb. Congrès fr. chir.*, 1903, p. 318). — 4 observations.

cette affection. Ces malades sont généralement des nerveux, prédisposés aux ptoses ou ayant des troubles gastriques; les premières heures après l'intervention, ils ne vomissent pas, puis au bout de quarante-huit heures, quelquefois plus tôt, leurs traits s'altèrent, prennent l'aspect péritonéal et leur pouls devient petit sans hyperthermie. Parfois, on observe de la dypsnée et du hoquet, mais toujours on note des vomissements noirâtres non fécaloïdes constitués par du sang digéré, provenant des parois congestionnées, qui deviennent saignantes. Dès le début, le ventre est souple, mais n'est pas douloureux comme dans la péritonite, puis l'abdomen se ballonne (météorisme à type supérieur) donnant lieu à une tumeur considérable et mate à la percussion, formée par l'estomac très dilaté, qui ne peut se vider. Si cette paralysie post-opératoire est méconnue, elle entraîne presque fatalement la mort. Aussi, dès que l'on a diagnostiqué la dilatation stomacale aiguë, l'indication est formelle : *on doit procéder à l'évacuation complète et immédiate de l'estomac* — jusqu'à ce que l'eau revienne tout à fait claire — au moyen de la sonde préalablement graissée avec du miel, qui doit être préféré à la glycérine. En même temps, on associe au lavage évacuateur, réalisé au moyen d'un liquide alcalin chaud, qui ne tarde pas à arrêter les vomissements et transforme la scène pathologique, les injections hypodermiques de sulfate de strychnine à l'effet de réveiller les contractions des fibres lisses gastro-intestinales. Pourtant, il est des cas plus insidieux, où il faut, au contraire, avoir recours aux lavements purgatifs et aux antispasmodiques : il s'agit alors, comme le fait remarquer Desguin[1], de dilatations « médicales » dues au spasme du cardia, de l'œsophage ou du pylore.

Si cette thérapeutique est appliquée en temps oppor-

1. L. Desguin. *De la dilatation aiguë de l'estomac.* — 14 observations. Anvers, 1908.

tun, elle est fréquemment efficace et arrache à la mort une foule de patients dont la situation semblait absolument désespérée.

Corps étrangers de l'estomac.

Les corps étrangers rencontrés dans l'estomac forment une collection d'objets des plus disparates sans compter les parasites, tels que les ascarides lombricoïdes, hôtes habituels de l'intestin, qui peuvent remonter dans la cavité gastrique, d'où ils sont rejetés par le vomissement.

Déjà, en 1874, Mignon[1] avait pu recueillir mille six cent trente observations, où les agents du délit étaient constitués par quinze médailles d'or, des épingles à cheveux, une boucle de soulier, un fragment d'épée de 9 pouces, des ciseaux, cent septante francs en or, quatre-vingts épingles, une roulette de table de nuit, trente-cinq couteaux, deux pipes en terre, un jeu de domino au complet, une flûte, cent francs en or, quatorze cents à quinze cents épingles, un pot en verre, un barreau de plomb pesant 800 grammes, un pied de marmite, un affiloire et trois fourchettes.

Poulet[2] a relaté le cas d'une jeune fille de vingt-deux ans, dont l'estomac renfermait deux clefs, des clous, des aiguilles, des pièces de monnaie, du verre, des canifs, les manches de six cuillers et les cuillerons de trois autres. Or, les cas de l'espèce abondent dans la bibliographie de cette question. En 1903, Monnier[3] a extrait de la cavité gastrique d'un jeune homme vingt-cinq corps

1. Brissaud, Pinard, Reclus. *Prat. méd. chir.*, t. II, p.842.

2. Poulet. *Traité des corps étrangers en chirurgie*. Paris, 1879, p. 193.

3. Monnier. Rapport Monod. Gastrotomie pour l'extraction de corps étrangers, dont huit cuillers à café et une fourchette. Guérison. (*Bulletin de l'Académie de médecine de Paris*, séance du 27 octobre 1903, p. 210.)

métalliques pesant ensemble 230 grammes. Ce cas est peut-être unique pour des corps étrangers aussi multiples, aussi vulnérants et néanmoins bien tolérés par l'estomac.

Tous les auteurs sont d'accord sur ce fait que les fourchettes avalées ne sont nullement rares ; c'est ainsi que Poulet [1] en a publié vingt-trois cas, parmi lesquels neuf fois le corps étranger put passer dans le duodénum. Tels sont les faits de Labbé — dont l'histoire de l'homme à la fourchette est légendaire — de Terrier, Polaillon, Perier et Le Dentu, — qui trouva une cuiller de bois libre dans la cavité abdominale sans qu'il fût possible de déceler le point de cicatrisation sur la paroi gastrique — et de bien d'autres.

Outre de volumineux calculs biliaires, on a trouvé des animaux vivants : telles les couleuvres, les vipères, les anguilles, les sangsues, les grenouilles et même, d'après Mathieu [2], une chauve-souris.

Ces corps, qui peuvent être arrêtés dans l'œsophage, sont déglutis accidentellement comme chez les enfants ou intentionnellement comme chez les aliénés, les névropathes et les hystériques ou encore dans les tentatives de suicides. Mais, on les a vus pénétrer dans le viscère grâce à une fistule pylorique ; tel est le cas pour les calculs biliaires. Parfois, ils sont introduits dans l'estomac par la voie intra-abdominale, soit par suite de l'intervention chirurgicale, tel le bouton de Murphy — dans la gastro-entérostomie — dont le séjour intra-gastrique prolongé n'offre aucun inconvénient, soit par suite d'une plaie stomacale accidentelle, tel un fragment de couteau, une balle de revolver, etc. Enfin, certains corps étrangers ou égagrophiles s'agglomèrent sur place par stratification

1. Poulet. *Loc. cit.*
2. Mathieu. *Traité des maladies de l'estomac.*

autour des substances dégluties, tels des cheveux, par exemple.

Quel est le sort des corps étrangers de l'estomac ?

Plusieurs éventualités peuvent se présenter : le corps étranger peut être expulsé par le vomissement ; ou bien il passe dans l'intestin ou dans la cavité péritonéale (cas de Le Dentu) ou encore il séjourne dans l'estomac. Le passage dans l'intestin est la suite la plus fréquente, mais quelquefois, le corps étranger, engagé dans le pylore, y reste enclavé par le fait de la contracture sphinctérienne. Souvent alors, il s'agit de corps mousses et peu volumineux ; plus le corps est rugueux ou pointu (dentier avalé dans le sommeil, par exemple), plus il est redoutable, car il peut se fixer dans le canal œsophagien ou dans l'une ou l'autre portion du tube digestif ; il en est de même si le corps est trop volumineux ou trop long et rigide : sur vingt-trois cas, où l'on eut affaire à des fourchettes avalées, nous avons vu que Poulet a noté neuf fois leur passage dans l'intestin, où elles peuvent être la source de divers accidents.

La tolérance de l'estomac est remarquable : on en trouve la preuve dans ce fait qu'à la nécropsie, on a parfois découvert des corps, dont le grand axe était parallèle à une ligne, qui réunirait le pylore à la grande tubérosité. Aussi le malade de Labbé, dont il a été question plus haut, n'éprouva que des troubles minimes pendant les dix-neuf jours intercalaires entre le moment de la déglutition de la fourchette et l'intervention chirurgicale.

Mais, si la tolérance gastrique est considérable vis-à-vis des corps, qui ont élu domicile dans l'estomac, il est cependant des cas, où des troubles fonctionnels variables suivant leur volume et leur forme se déclarent plus ou moins tard après la déglutition de ces objets, dont l'altération par les sucs digestifs est subordonnée à leur nature. L'action irritative des corps intra-stomacaux peut ainsi déterminer des accidents inflammatoires aigus, subaigus ou chroniques, susceptibles d'engendrer une péritonite mortelle.

Les aiguilles dégluties peuvent traverser l'estomac, rester libres ou enkystées dans la cavité péritonéale ou encore émigrer dans la trame d'un organe, voire perforer la paroi abdominale. Ainsi, dans le cas remarquable d'Otto, ce dernier put extraire trois cent soixante-cinq aiguilles — qui avaient été ingérées — et faisant issue à différentes zones de la peau. Enfin, il est des cas dans lesquels on observe de la périgastrite, des ulcérations, de la perforation, de la péritonite localisée ou généralisée ou encore la production d'abcès de la paroi pouvant aboutir à la fistule gastrique.

La diagnose des corps étrangers de l'estomac est aisée si l'on se trouve en présence de commémoratifs circonstanciés et donnés sur l'accident par un adulte normal. La tâche est simplifiée attendu qu'il ne suffit plus que de localiser le corps étranger dégluti, fixé dans l'œsophage ou l'estomac. Mais ces renseignements font souvent défaut quand on a affaire à un enfant ou à un aliéné. Dans cette éventualité, l'estomac peut être silencieux ou donner lieu à des symptômes bruyants, accusés par la disparition des douleurs, des vomissements et des gastrorragies.

Il en résulte que devant un cas au sujet duquel l'interrogatoire n'a rien révélé et où la symptomatologie est nulle, on est très perplexe sur le parti à prendre.

On procède à la palpation et à la percussion dont la valeur diagnostique est bien médiocre à moins que l'on ait affaire à un corps étranger volumineux ou appuyé contre la paroi antérieure comme on l'observe pour les fourchettes. Dès lors, on passe à l'œsophagoscopie, moyen d'exploration supérieur au simple cathétérisme œsophagien, procédé aveugle pouvant être dangereux. De même, il est fastidieux de se livrer à cet examen au moyen de l'aiguille aimantée et de l'électro-aimant comme dans l'observation de Polaillon [1], ou du résonnateur de Trouvé dans celle de Périer [2], ou encore du cathéter à résonance de Collin dans celle de Labbé [3]. Ces modes explorateurs étant surannés, on a de suite recours à la radioscopie ou à la radiographie, méthodes, qui devraient toujours être mises en œuvre avant de pratiquer la gastrotomie ; on fera l'opération dans les vingt-quatre heures consécutives à la radiographie parce que le corps étranger peut se déplacer. Rarement, comme on l'a relevé dans l'observation de Monnier [4], l'examen radiographique a été négatif; habituellement, il fournit des indications précises.

Dans ces conditions, on sera fixé sur la présence du corps étranger dans l'œsophage, dans l'estomac, l'intestin ou les deux derniers à la fois s'il y en avait plusieurs.

Les indications opératoires varient nécessairement avec le volume et la forme des corps étrangers en cause ainsi qu'avec leurs complications.

Tout d'abord, les vomitifs doivent être proscrits comme étant inefficaces et dangereux, sauf dans le seul cas où l'on a affaire à une substance capable de se dissoudre sous l'influence du suc gastrique et par suite produire des accidents d'intoxication. Même dans ces cas, aux yeux de beaucoup de praticiens, il est préférable de faire des lavages de l'estomac. Si le corps étranger est peu volumineux, on proscrit l'immobilité absolue du sujet, on évite

1. Polaillon. Extraction d'une fourchette de fer par la taille stomacale. Utilité de l'aiguille aimantée et de l'électro-aimant pour reconnaître la présence d'un corps étranger dans l'estomac. (*Bull. Acad. méd. Paris*, séance du 24 août 1886.)

2. Périer. Taille stomacale pour extraire une cuiller à café logée dans l'estomac depuis dix-huit jours. (*Gazette des hôpitaux*. Paris, 1890, p. 471.)

3. L. Labbé. Note relative à un fait de gastrotomie pratiquée pour extraire un corps étranger (fourchette dans l'estomac). (*Bull. Acad. méd. Paris*, 1876, t. XXXII).

4. Monnier. *Loc. cit.*

les purgatifs mais on a soin de rendre inoffensive la progression de l'objet dans l'intestin par l'institution d'un régime surtout composé de pommes de terre cuites à l'étuvée; cette pâte alimentaire enrobe le corps étranger tout en effaçant ses aspérités capables de léser les parois viscérales.

Au contraire, quand le corps étranger est pointu, effilé, comme il peut blesser non seulement l'estomac mais l'intestin, l'intervention chirurgicale est indiquée. Il en est de même si l'objet dégluti est volumineux; comme le corps étranger ne peut franchir le pylore, il nécessite la gastrotomie ou taille stomacale.

Malgré toute la tolérance de l'estomac, la gastrotomie est indiquée toutes les fois que l'on se trouve en présence d'un corps pointu ou blessant ou encore très volumineux. Dès ce moment la conduite à suivre est la suivante : Forgue et Reclus[1] pensent que si le corps étranger détermine une saillie nettement appréciable, c'est sur elle que doit porter l'incision ; si l'on ne relève pas cette indication, on a recours à la laparotomie médiane et sus-ombilicale ou à l'incision au rebord costal gauche. C'est à la première qu'il faut donner la préférence d'abord parce que la ligne blanche entrebâillée offre plus d'élasticité que l'incision latérale et qu'ensuite, disent Terrier et Hartmann[2], la boutonnière xypho-ombilicale, tout en donnant peu de sang, permet d'arriver rapidement sur le bord inférieur du lobe gauche du foie en dessous duquel se trouve l'estomac.

La gastrotomie devient de plus en plus bénigne, les patients guérissant le plus souvent sans le moindre accident. En 1903, Monod[3] qui a réuni septante-huit cas —

1. Forgue et Reclus. *Traité de thérapeutique chirurgicale*, 2e édit., t. II, p. 611.

2. Terrier et Hartmann. *Chirurgie de l'estomac*, 1899, p. 25.

3. Monod. Rapport sur la communication de Mounier. (*Bull. Acad. méd. Paris*, p. 221.)

dont soixante comportent des corps étrangers et dix-huit, des corps multiples — de gastrotomie avec neuf décès, soit avec une mortalité de 11,8 0/0 ; et le rapporteur ajoute que ce chiffre serait moins élevé « si l'on ne tenait compte que des opérations récentes, où toutes les règles de l'asepsie ont été observées ».

La gastrotomie est donc une excellente opération, qui s'impose pour les corps étrangers trop volumineux pour passer dans l'intestin ou petits mais trop irréguliers pour pouvoir être abandonnés sans danger dans l'estomac (couteaux, fourchettes, cuillers, lames de sabre, etc.). Bien entendu, il ne s'agit pas de pratiquer l'ouverture de l'estomac pour des objets tout à fait exigus tels que des aiguilles, des épingles, des fragments d'os ou de verre, de petites pièces dentaires, etc. ; il est évident que pour ces derniers, il faut chercher à les enrober dans des matières alimentaires épaisses et fournissant après la digestion des résidus considérables (pommes de terre, riz, panades). De nombreux cas d'élimination semblable par les voies naturelles sont là qui témoignent de l'excellence de cette antique méthode et par suite de l'inutilité de l'intervention chirurgicale.

Enfin, quand le corps étranger a été le point de départ de phénomènes inflammatoires ayant provoqué l'adhérence de l'organe à la paroi abdominale et la production d'un abcès aigu ou chronique, on traitera la périgastrite suppurée par l'incision suivie d'un bon drainage. Il est à peine besoin de faire remarquer que l'on profitera de la boutonnière pour extraire le corps étranger et que l'on ne fera pas de tentatives pour fermer l'ouverture gastro-cutanée, qui s'oblitère presque toujours seule.

Si dans le cours de l'intervention, on avait ouvert le péritoine, on libérerait les bords de la brèche stomacale, que l'on suturerait ensuite comme dans le cas de Hashimoto[1]. Lorsque la suture n'est pas réalisable, on procède, après libération de l'ouverture gastrique, à la toilette de la cavité péritonéale éventuellement contaminée et l'estomac, attiré hors la plaie abdominale, est finalement fixé à la peau.

Lésions traumatiques de l'estomac.

Ces lésions peuvent résulter de traumatismes internes ou externes. Les premiers sont rarement produits par des corps étrangers pointus ou tranchants, qui perforent la paroi stomacale pour émigrer dans la cavité péritonéale ou dans la trame d'autres organes, comme il a été dit au chapitre précédent. Généralement on a affaire à des corps étrangers rugueux qui produisent des lésions superficielles bientôt cicatrisées[2]. Ce fait a d'ailleurs été constaté expérimentalement par Schiff, Quicke, etc., qui ont pu suivre l'œuvre de réparation de la paroi gastrique dans les divers points exigus, où la muqueuse avait été excisée. Il n'est dès lors pas étonnant que Bourget[3] ait écrit que « les plaies chirurgicales de la muqueuse gastrique ont une grande tendance à la rapide guérison même dans les cas où l'opération a été faite pour remédier à une ulcération (gastro-entérostomie ou excision). »

Les traumatismes d'origine externe résultent de contusions et de plaies pénétrantes de l'estomac, dont l'étude des indications opératoires est d'autant plus intimement liée à celles de l'intestin que dans maintes circonstances les viscères sont simultanément déchirés et que le dia-

1. Hashimoto *in* Duplay et Reclus. *Traité de chirurgie*, 2e édit., t. VI, p. 483.

2. M. Soupault. *Traité des maladies de l'estomac*, p. 625.

3. Bourget. *Les maladies de l'estomac et leur traitement*, Paris, 1907, p. 238.

gnostic de leurs lésions respectives n'est exactement établi que dans le cours de la laparotomie.

Voilà pourquoi dans cet exposé, où j'ai voulu ébaucher une rapide esquisse des indications opératoires des lésions traumatiques, il est brièvement question du tube gastro-intestinal, de l'épiploon et du mésentère, à l'exclusion des autres viscères (foie et voies biliaires, reins et uretères, rate et pancréas). Ce serait en effet sortir du cadre de ce travail que de rechercher les indications, qui peuvent surgir à la suite de toutes les contusions et plaies pénétrantes de l'abdomen.

I. — *Contusions.* — Si l'on élimine les contusions indirectes par contre-coup, qui n'intéressent guère que les viscères pleins, tels que le foie, la rate ou les reins, on voit qu'en pratique on est appelé à traiter le plus souvent des contusions par choc direct produit, par exemple, par un coup de pied d'homme ou de cheval, dont le traumatisme, souvent nul à la paroi, atteint les organes — d'une sorte d'attrition ou d'un véritable éclatement — en les comprimant contre une des saillies osseuses de la paroi postérieure de l'abdomen.

Parfois, on est requis pour une contusion par pression, tel qu'un tamponnement ou le passage sur le ventre d'une roue de voiture, dont le traumatisme porte fréquemment sur les viscères, qui sont écrasés entre le rachis et l'agent vulnérant. Les lésions viscérales du tube digestif affectent souvent l'intestin grêle, quelquefois le côlon transverse et très rarement l'estomac surtout quand il est en pleine digestion. Ces lésions intéressant l'estomac, les seules, qui doivent ici fixer notre attention, sont non perforantes ou ecchymotiques ou encore perforantes et caractérisées par la déchirure ou la rupture de l'organe donnant lieu à une ou plusieurs solutions de continuité.

Ainsi dans le cours d'une laparotomie pratiquée d'urgence, on a observé l'arrachement du grand épiploon à son insertion sur l'estomac — tel le cas de Guinard[1] dans lequel, après ligature d'une série d'artères, l'auteur rattacha cet épiploon à son insertion gastrique — qui est susceptible, comme la déchirure du mésentère, de déterminer non seulement une hémorragie grave mais encore le sphacèle secondaire de la portion viscérale ainsi privée sur une certaine étendue de l'apport sanguin, qui était dévolu aux vaisseaux lésés.

Négligeant les lésions traumatiques de la paroi abdominale pour ne retenir que celle des viscères et particulièrement de l'estomac, on constate que ces dernières peuvent se compliquer d'hémorragie interne, quelquefois foudroyante, si la déchirure porte sur de gros vaisseaux, et d'infection péritonéale pour ainsi dire fatale si l'on relève une perforation du tube digestif. Dans le premier cas, le patient présente les symptômes plus ou moins accentués de l'anémie aiguë, c'est-à-dire un pouls petit et rapide, une respiration anxieuse, la face pâle, des extrémités froides et couvertes de sueurs. Dans le second cas, au lieu de voir se dissiper les phénomènes plus ou moins prononcés du choc initial, on note au bout d'une dizaine d'heures l'apparition de symptômes caractéristiques de la funeste infection péritonéale. Mais pendant la phase silencieuse, qui précède cette « extériorisation » de la péritonite septique, la perforation s'accuse déjà par un pouls filant et très fréquent, des vomissements, qui peuvent contenir du sang (plaie de l'estomac), du ballonnement et surtout par la sonorité due à la disparition de la matité normale préhépatique (tympanite résultant de l'issue des gaz dans la cavité péritonéale) et par la contracture généralisée de la paroi, qui, d'après Hartmann[1],

1. Guinard. Réflexions cliniques sur huit opérations personnelles de laparotomie pour contusion de l'abdomen. (*Proc.-verb. Congrès fr. chir.*, 1897).

1. Soupault. *Traité des maladies de l'estomac*, 1906, p. 630.

indiquerait une lésion viscérale — qu'il a toujours rencontrée dans les cas de l'espèce où il est intervenu — commandant la laparotomie immédiate.

Enfin, quand la péritonite est bien établie, le pouls devient filiforme et incomptable, le facies est grippé, la température voisine de 37°, les extrémités froides et cyanosées jusqu'à l'heure proche de la mort provoquée par la résorption des toxines péritonéales.

Comme on le constate dans toutes les contusions de l'abdomen, les indications opératoires des lésions contusives de l'estomac sont des plus délicates à fixer en raison même de la fréquente incertitude du diagnostic. Il est en effet de la plus haute importance que le praticien sache s'il y a des lésions viscérales, qui sont de nature à entraîner la mort.

Aussi, tandis que les uns interviennent d'une manière systématique, les autres ne laparotomisent leurs blessés que dès l'apparition des premiers indices de la péritonite confirmée. Ces deux lignes de conduite sont évidemment excessives. Le parti le plus sage me paraît consister dans l'observation continue et attentive du blessé aux fins de déceler la moindre lésion viscérale grave, justiciable de l'opération immédiate : il faut être opportuniste, afin, d'une part, de ne pas pratiquer des opérations inutiles et, d'autre part, de ne pas intervenir vainement à une phase trop tardive.

C'est ainsi que dans les cas de légère contusion abdominale, où l'on ne relève pas de symptôme local ou général, il suffit de prescrire le repos absolu tout en tenant le malade en observation ; l'intervention chirurgicale ne sera indiquée que s'il se déclarait quelque symptomatologie liée à une lésion secondaire de l'un ou l'autre segment des voies digestives.

En effet, l'influence du traumatisme peut ne porter que sur la muqueuse gastrique, qui devient le siège d'une déchirure ou d'une ecchymose pouvant aller jusqu'au sphacèle ; dans les deux cas, on aura affaire à une plaie stomacale qui peut se cicatriser sans le moindre incident. En cette occurrence, ce n'est donc que dans le cours des suites éloignées qu'il pourra s'agir d'une intervention, justifiée par des symptômes d'intolérance gastrique, qui sera variable avec la nature des lésions rencontrées à l'exploration intra-abdominale. En 1904, Monprofit [1] a relaté sept observations — dont six personnelles — ayant trait à des faits de ce genre, et qui furent traitées avec succès par la gastro-entérostomie. La cœliotomie a décelé tantôt des lésions de périgastrite consécutive à un ulcère traumatique (obs. V et VII), tantôt un pylore induré (obs. I et II) pouvant aller jusqu'à la production d'une véritable tumeur (obs. II et VI). L'observation VI, que nous résumons, est particulièrement intéressante à ce point de vue. Il s'agissait d'un homme, âgé de cinquante-deux ans, « qui fit une lourde chute faisant porter de tout son poids la région épigastrique sur le coin d'un meuble » ; à la suite de ce traumatisme, se déclarèrent des phénomènes d'intolérance stomacale et des vomissements, qui durèrent plusieurs mois. L'auteur se trouva ainsi devant un malade très amaigri, au teint cachectique, et présentant l'aspect d'un cancéreux de l'estomac d'autant plus que la palpation révélait une tumeur épigastrique des plus nettes. La laparotomie démontra une ectasie gastrique avec un pylore hypertrophié, enclavé dans une gangue inflammatoire formant une grosse tumeur et des résidus hémorragiques dans les épiploons sous la séreuse. On pratiqua la gastro-entérostomie postérieure en Y et les fonctions gastriques se rétablirent d'une façon parfaite et durable.

1. Monprofit, De l'influence du traumatisme dans certaines affections de l'estomac. (*Proc.-verb. du XVIIe Congrès français de chirurgie*, 1904, p. 355.)

Mais si le traumatisme a été violent, on note des symptômes révélateurs d'une hémorragie interne ou d'une perforation viscérale et alors la conduite est toute tracée : l'opération est formellement indiquée pour tenter de sauver le malade, dont la vie est très compromise par l'abondance de l'hémorragie ou par la péritonite consécutive à l'irruption du liquide septique dans le cœlome. Dès lors, si le collapsus et l'hypothermie sont dus à l'hémorragie, l'opération sera pratiquée d'urgence afin de faire la ligature ou le tamponnement approprié ; mais lorsqu'ils peuvent être manifestement rapportés au shock, il est bon de temporiser quelques heures pour laisser le blessé se remonter ; durant cette période, on réchauffe le sujet et on lui fait des piqûres d'éther, de caféine ou d'huile camphrée et des injections hypodermiques de sérum artificiel, pour intervenir lorsque la température est très voisine de 37°, la laparotomie chez un blessé en état d'hypothermie (35°-36°) étant toujours d'une gravité exceptionnelle.

La conduite à tenir en présence de ces traumatismes légers ou violents est donc assez nettement tranchée, mais il en est beaucoup dans lesquels la scène symptomatique est si obscure que le praticien est fort perplexe quand il s'agit de se prononcer sur l'existence d'une lésion viscérale. Avec Michaux, Guinard [1], qui a même proposé de faire une boutonnière exploratrice, a adopté une règle très radicale en disant : « Dans le doute, ne vous abstenez pas. » Je ne saurais être aussi catégorique car j'estime que l'on ne doit pas recourir systématiquement à la laparotomie, mais on intervient toutes les fois que l'on relève l'un ou l'autre indice (douleur fixe et profonde, contracture musculaire, pouls fréquent, etc.) permettant seulement de suspecter une lésion intra-abdominale ; si dans de rares circonstances, on fait une cœliotomie blan-

1. Guinard. Congr. fr. chir., 1897. (*Loc. cit.*).

che, tout au moins on n'aggrave guère le pronostic par une exploration aseptiquement conduite.

Après anesthésie à l'éther, qui doit être préféré au chloroforme dans ces cas de faiblesse cardiaque, on fait une laparotomie médiane ; la boutonnière abdominale étant pratiquée, on constate soit une hémorragie, soit un épanchement gastrique ou stercoral ou même les deux à la fois en cas de lésions multiples. Mais les choses ne se passent pas toujours si simplement et il est des circonstances où la lésion viscérale ou vasculaire ne se découvre qu'à l'examen minutieux des faces de l'estomac et de tout le tractus intestinal, dont l'exploration approfondie n'est possible qu'avec le secours d'une éviscération préalable. Le ou les points délictueux ayant été trouvés, on conçoit que la technique opératoire — et par suite le pronostic — sera très variable suivant les lésions observées. Ici, en présence d'une hémorragie épiploïque ou mésentérique, on fera la ligature du vaisseau intéressé ou la résection angulaire de ces séreuses ; là, devant une anse intestinale lésée, on sera amené à pratiquer une simple suture séro-séreuse de Lembert, une entérorraphie, une entérectomie ou une entérostomie suivant l'importance des lésions ; enfin, si l'on a rencontré une ecchymose sur l'estomac — pouvant conduire au sphacèle — on l'enfouira sous deux rangées de sutures ; on procédera encore avec plus de soin à l'exécution d'une suture bien hermétique dans le cas de perforation, après avoir pratiqué une toilette soignée de la cavité péritonéale, souillée par le liquide épanché.

Il est à peine besoin de faire remarquer que ces interventions chirurgicales avec large drainage, si brèves qu'elles soient, ne peuvent être tentées avec succès que dans la première journée de l'accident; plus tard, en pleine péritonite septique, la laparotomie est toujours la seule chance de salut du malheureux blessé, mais combien rare !

Ainsi, dans sa thèse, parue en 1895, Gachon a enregistré pour les cœliotomies hâtives une mortalité de 20 0/0 et pour les opérations effectuées après la vingtième heure une mortalité de 75 0/0. De même l'année suivante, Pétry [1] sur quarante-deux cas de contusions laparotomisées, le premier jour, on relève quatorze guérisons, soit 33 0/0 et vingt-quatre opérations tardives avec six guérisons, soit 25 0/0.

II. — *Plaies pénétrantes.* — Les plaies abdominales sont pénétrantes ou non pénétrantes selon que l'agent vulnérant (poignard, corne d'animal, projectile d'arme à feu) ouvre ou non le péritoine pariétal. Il existe néanmoins des plaies qui sont qualifiées de « pénétrantes » bien que la paroi ait été perforée en une zone non tapissée par le péritoine, telles les régions coliques ou rénales ; il en est de même d'autres traumatismes, où l'on ne trouve pas d'orifice à la paroi mais bien au thorax, à la cuisse ou au périnée.

D'une manière générale, les auteurs classiques distinguent les plaies pénétrantes — les seules qui soient ici visées — en deux variétés principales suivant qu'elles sont produites par une arme blanche ou le projectile d'une arme à feu, en raison de leurs différentes particularités anatomo-pathologiques.

Les plaies pénétrantes par armes blanches, qui résultent d'accidents et le plus souvent de duels, de rixes, de tentatives d'assassinat ou de suicide, doivent être cliniquement divisées en plaies sans lésions viscérales, où l'on peut mieux observer la hernie des viscères non blessés, et celles avec lésions viscérales avec ou sans hernie des organes traumatisés.

Les plaies pénétrantes par armes à feu, qui s'observent surtout en chirurgie de guerre, se rencontrent également dans la pratique civile à la suite des mêmes causes résu-

1. Pétry, *Beitrage zur klin. Chir.*, 1896, t. XVI, p. 636.

mant l'étiologie des lésions traumatiques par armes blanches. Elles comprennent aussi des plaies pénétrantes simples qui sont tout à fait exceptionnelles et des plaies pénétrantes avec lésions viscérales. Parmi les dernières, celles du tube digestif sont de loin les plus fréquentes. Les perforations sont ordinairement doubles : l'une résulte de l'entrée du projectile, l'autre de la sortie.

Ainsi, dans cent douze observations nécropsiques, Forgue[1] note que l'estomac est soixante-quatre fois traversé de part en part et qu'il ne présente que douze fois la perforation unique, la balle étant restée dans l'estomac dans trois cas (Forgue, Auvray et Ihfehl) auxquels il faut ajouter celui de Cazin.

Dans le cas de lésions viscérales, la hernie traumatique ne se constate pour ainsi dire que dans les plaies par armes de guerre ; les complications, que l'on relève dans la clientèle, sont l'hémorragie et l'épanchement des matières contenues dans le tube digestif sans compter les corps étrangers constitués par les projectiles et les pièces d'étoffes, etc., qu'ils entraînent parfois dans le trajet de la plaie abdominale.

Il en résulte que, si les plaies non pénétrantes sont bénignes attendu qu'elles ne peuvent guère provoquer que la suppuration, les plaies pénétrantes sont fréquemment mortelles par suite de l'hémorragie grave ou de la péritonite septique, la guérison spontanée étant l'exception.

En dehors des cas rarissimes, où la pénétration se révèle par deux indices pathognomoniques, qui sont la hernie traumatique et l'issue des matières gastro-intestinales, le diagnostic de plaie pénétrante ne peut que se baser sur l'analyse des symptômes locaux et généraux plus ou moins marqués. Les premiers consistent dans la disparition de la matité hépatique, la présence d'un épanchement san-

1. Forgue. Des plaies par armes à feu de l'estomac. (*Proc.-verb. Congrès chir. de Paris*, 1902, p. 444.)

guin dans la cavité abdominale et la production d'un emphysème sous-cutané tout à fait exceptionnel et pouvant être dû à la coexistence d'une blessure pulmonaire. Les seconds sont sensiblement les mêmes que ceux de la contusion ; ce sont la douleur, que l'on rencontre surtout dans les plaies par armes à feu, le shock, les vomissements alimentaires parfois chargés de sang (plaie de l'estomac, du mélœna (plaie de l'intestin), des nausées, du hoquet, enfin les indices d'une hémorragie interne, qui se différencie du shock par la continuation des troubles primitivement constatés.

Les plaies de l'estomac s'observent dans les traumatismes perforants de la base du thorax, de la région épigastrique et de l'hypocondre gauche ; c'est ce qui explique leur fréquence dans les tentatives de suicide dirigées vers le cœur, où l'on constate souvent la double perforation thoracique (cul-de-sac de la plèvre) et abdominale qui aboutit à une lésion de la paroi gastrique et des arcades vasculaires circonvoisines. Les plaies isolées de l'estomac sont les moins graves de celles qui peuvent atteindre les viscères abdominaux et ce, en raison du glissement de leurs tuniques épaisses les unes sur les autres, qui tend à effacer la brèche gastrique ; d'autre part, la gravité de ces plaies varie avec l'état de vacuité ou de réplétion de l'estomac. Si cet organe est vide, il n'y a pas à craindre d'écoulement immédiat de liquide gastrique ; si le viscère est atteint en pleine digestion et que la plaie est exiguë, l'épanchement ne se fait souvent pas parce que le parallélisme des lèvres est détruit par les contractions. A ce point de vue, les lésions de l'estomac doivent être considérées comme comportant un pronostic favorable relativement à celles de l'intestin. Ainsi Imbert [1], qui accuse une mor-

1. Imbert. Étude du pronostic dans les laparotomies pour plaies pénétrantes de l'abdomen. (*Proc.-verb. Congr. franç. chir.*, 1907, p. 259.)

talité opératoire de 66 0/0 dans les plaies pénétrantes du tube digestif, trouve dans quatre plaies de l'estomac trois guérisons avec un décès.

En recherchant les indications opératoires des lésions stomacales produites par les armes blanches ou les armes à feu, il est difficile de ne pas effleurer tout d'abord la question de l'intervention préalable dans les plaies pénétrantes de l'abdomen.

Telle sera l'excuse de ce court préambule.

Lorsque la pénétration est rendue manifeste par une hernie traumatique à travers une plaie large ou l'issue d'un lambeau épiploïque à travers une plaie exiguë, on fait la toilette de la masse extériorisée, on en répare les lésions s'il y a lieu et on la rentre dans l'abdomen toutes les fois que l'on a été requis dans les vingt-quatre ou trente-six premières heures et qu'il n'y a pas eu de contact septique. Les observations de Reboul[1] et de Demoulin[2] sont absolument typiques à ce point de vue.

Si l'on a été appelé plus tardivement et déjà en pleine infection, la règle à suivre n'est plus aussi simpliste : si l'épiploon est sphacelé, on pratique l'exérèse des parties suspectes et l'on réintègre le moignon tout en maintenant extériorisés les autres organes préalablement désinfectés ; un excellent drainage termine l'opération et la suture de la plaie n'est réalisée que lorsque celle-ci est en bonne voie de cicatrisation.

Lorsque, toujours dans les premières heures de l'acci-

1. Reboul. Plaie pénétrante de l'abdomen par tesson de bouteille; hernie d'une grande partie de l'intestin grêle, de l'épiploon, du côlon et de l'estomac. Intervention. Guérison. (*Proc.-verb. congrès fr. chir.*, 1896, p. 454.) Voir aussi Reboul. *Traitement des plaies de l'estomac par projectiles de petit calibre.* (Soc. chir. Paris, 18 octobre 1905.)

2. Demoulin. Plaie pénétrante de l'abdomen par coup de couteau porté à la partie supérieure et externe de la hanche droite. Issue de l'épiploon. Plaie incomplète du cæcum. Hémorragie intrapéritonéale. Laparotomie. Guérison. (*Proc.-verb. congrès fr. chir.*, 1896, p. 451).

dent et en présence d'une blessure par arme à feu, on ne relève pas les symptômes caractéristiques, qui forcent la main du chirurgien, la plupart des auteurs actuels préconisent la laparotomie exploratrice immédiate, estimant qu'il vaut mieux intervenir que d'attendre la phase péritonitique bien confirmée.

Pourtant, dans une clinique donnée en mars 1906, à l'hôpital de la Charité, le professeur Reclus, depuis longtemps abstentionniste, repousse encore toute intervention sanglante, toute tentative d'extraction de la balle. « Oui, dit-il, les rayons Rœntgen, oui, l'antisepsie ont rendu les recherches plus précises, moins dangereuses, et le problème n'a plus l'intérêt vital qu'il avait il y a trente ans ; mais je n'en trouve pas moins la doctrine de l'abstention systématique supérieure encore à celle de l'intervention. Et plus loin, il ajoute : « Nous n'enlevons le projectile que dans des cas extrêmement rares : lorsqu'il est à fleur de peau, pour ainsi dire sous l'œil et sous la main du chirurgien, et que l'on peut l'extraire sans délabrements nouveaux ; nous l'enlevons encore lorsqu'il devient ou pourrait devenir un élément de gêne ou de douleur. Ainsi, nous avons opéré à Broussais un modèle du peintre Gérôme : la balle avait pénétré dans la jointure du genou, où ce corps étranger eût empêché la marche ; la taille articulaire en a débarrassé le blessé. Nous l'enlevons enfin lorsque le projectile par lui-même ou par les lambeaux de vêtements qu'il a entraînés provoque une infection, qu'il entretient dans la profondeur des tissus. Mais dans tous les autres cas, je m'abstiens, que la balle ait pénétré dans les chairs ou se soit incarcérée dans les os. »

Mais les partisans de la doctrine de Reclus se font de plus en plus rares et la généralité des chirurgiens tente de sauver le malade, dont la vie est souvent menacée dans ces graves circonstances. Si l'on avait le moyen de s'assurer que la cavité péritonéale est ouverte sans lésion viscérale (couteau ou revolver), l'abstention serait formelle; mais en pratique, la chose n'est possible que sous le contrôle de la vue. Aussi la formule de Jonnesco [1], si radicale qu'elle soit, résume-t-elle le sentiment de beaucoup d'opérateurs à ce sujet : « Pour moi, dit-il, il n'y a qu'une attitude à avoir, c'est d'intervenir immédiatement dans tous les cas de plaie abdominale, surtout dans les cas de coup de feu, alors même qu'aucun symptôme n'indique l'intervention. » L'opinion d'Imbert [2] traduit la même préoccupation : « Tous nous sommes convaincus que la meilleure façon de traiter nos blessés est de les laparotomiser au plus vite: il serait nécessaire, dit-il plus loin, que le malade fût opéré en moins de six heures. » Ainsi dans la statistique de cet auteur, on trouve pour les malades opérés dans les six premières heures, 8 morts et 4 guérisons et pour ceux opérés plus tardivement, 7 morts et 1 guérison. En principe, je suis partisan de l'intervention immédiate, mais je pense qu'il faut encore tenir compte de l'état du blessé et du moment où l'on est requis.

Ainsi, lorsque l'on est appelé auprès du blessé trente-six heures après le traumatisme, les indications sont tout autres que celles mentionnées plus haut. Si l'état général est satisfaisant et si l'on ne relève aucun indice impliquant un pronostic sérieux, on doit tenir le malade en observation, l'attention étant notamment fixée sur le pouls et la contracture éventuelle de la péritonite tardive pouvant encore surgir. En revanche, si dans cette phase on observe des signes bien nets de réaction péritonéale, l'opération est également indiquée — bien que la mortalité soit énorme — car l'abstention est toujours funeste.

Telles sont les indications générales, dictées par les

1. Jonnesco. Affections traumatiques de l'estomac. (*Proc.-verb. Congrès Bruxelles*, 1905, p. 282.)
2. Imbert, *loc. cit.*

plaies pénétrantes de l'abdomen, dont on est forcément amené à parler à propos de la chirurgie de l'estomac, si l'on veut indiquer dans quelles conditions l'on est appelé à discuter l'opportunité de la cœliotomie.

La laparotomie étant pratiquée, il s'agit d'aller à la recherche du vaisseau ouvert ou de l'organe lésé. S'il y a une hémorragie, il faut faire l'hémostase avant d'explorer le tube digestif à l'effet d'y déceler quelque perforation.

J'ai déjà parlé de la technique opératoire qu'il convient d'opposer aux diverses lésions intestinales. Il ne me reste donc qu'à envisager la thérapeutique des traumatismes ayant porté sur l'estomac.

Les points fortement contusionnés et les plaies superficielles doivent être enfouis sous une suture séro-séreuse à la Lembert ; si la plaie intéresse toutes les tuniques de l'estomac, on fait une suture à la soie fine réunissant la totalité de la paroi et ensuite un second rang séro-séreux. Mais s'il est aisé d'obturer les plaies de la face antérieure de l'estomac, il n'en est pas de même de celles du voisinage du cardia déjà difficilement accessibles et à plus forte raison de celles de la zone postéro-supérieure. A ce sujet, dans les traumatismes portés au niveau de l'espace de Traube, c'est-à-dire les plaies stomacales haut situées, pour lesquelles l'effondrement du méso-côlon donnerait un jour insuffisant, Auvray [1] pense qu'une incision latérale parallèle au bord du thorax rejoignant l'incision médiane verticale à sa partie supérieure peut devenir indispensable. Et même, si l'on se propose de traiter une plaie de la face postérieure de l'estomac, la manœuvre n'est guère praticable au moyen de la technique primitive ;

1. Auvray. Plaie de l'estomac par arme à feu. Suture. Guérison. Résultats d'expériences relatives au traitement des plaies de la paroi postérieure de l'estomac. (*Proc.-verb. Congrès fr. chir.*, 1903, p. 841.)

pourtant, il faut, dit Auvray, pouvoir explorer cette face avec le doigt et l'œil : c'est dans ce but que l'on a proposé de créer une brèche dans l'épiploon gastro-colique et même au besoin la gastrotomie de façon à trouver le projectile dans le cas de plaie par arme à feu.

Cette recherche de l'orifice de sortie est de la plus haute importance, car on peut voir surgir des complications telles que la péritonite septique produite par une perforation méconnue et la transformation d'un foyer contus en ulcère traumatique, susceptible de déterminer la mort par hémorragie. Récemment, ce point de technique a encore fait l'objet de deux communications, qui ont donné lieu à une discussion des plus intéressante, mais non encore décisive.

En effet, Auvray [1] a relaté trois observations nouvelles de plaie de l'estomac, qui, ajoutées à celles publiées antérieurement, portent à sept le nombre de cas opérés par lui avec quatre guérisons et trois morts. Il insiste sur la nécessité de créer une large brèche dans l'épiploon gastro-colique pour explorer la face postérieure de l'organe et reconnaître si elle est blessée. Mais cette ouverture, qui ne compromet pas la vitalité intestinale, est souvent insuffisante et c'est ce qui amène l'auteur à recourir à la gastrotomie exploratrice. Cette dernière réalise un excellent moyen d'exploration de la face postérieure de l'estomac mais elle aggrave et allonge l'acte opératoire. Ses indications seront tirées de la nature de la blessure, de l'état de réplétion ou de vacuité de l'estomac au moment de l'accident, des circonstances dans lesquelles celui-ci s'est produit ; il semble qu'elle soit surtout utile dans les plaies par balles et lorsque l'estomac est frappé à vide. D'autre part, Savariaud [2], qui

1. Auvray. Trois nouveaux cas de plaies de l'estomac. (*Proc.-verb. Congrès fr. chir.*, 1906, p. 147.)

2. Savariaud. La voie transcostale appliquée à la chirurgie de l'hypo-

considère la gastrotomie exploratrice comme une manœuvre d'exception, déclare que le seul moyen d'y voir clair dans les plaies de l'hypocondre, c'est de faire une laparotomie transcostale ou plus exactement transchondro-costale. Cette section, pure ou combinée à une incision verticale, donnerait un jour merveilleux sur le cardia, la grosse tubérosité de l'estomac, la rate, l'angle splénique du côlon et la queue du pancréas. S'il se produit un pneumothorax par blessure du cul-de-sac pleural, la réparation en serait très facile en suturant le diaphragme à la lèvre supérieure du muscle grand oblique.

Lors de la discussion, Zawadski et Delagenière[1] ont prétendu que l'effondrement du méso-côlon leur avait toujours permis de suturer toutes les plaies de la face postérieure de l'estomac, qu'ils avaient rencontrées. Auvray[2] leur a répondu que l'ouverture de l'épiploon ne permettait pas de pratiquer une suture exacte des plaies haut situées de la face postérieure au voisinage du cardia et qu'il avait même perdu un malade imparfaitement opéré dans ces conditions difficiles. Pour ma part, je crois aussi que la brèche gastro-colique suffit dans la généralité des cas et que l'on ne doit avoir recours aux procédés d'Auvray et de Savariaud qu'en désespoir de cause, car ils compliquent inévitablement l'acte chirurgical.

Hernies de l'estomac.

Tous les viscères abdominaux ont été rencontrés dans les hernies. A ce titre, l'estomac a été exceptionnellement trouvé dans les sacs herniaires inguinaux, ombilicaux et

condre gauche et en particulier de l'estomac. (*Proc.-verb. Congrès fr. chir.*, 1906, p. 153.)

1. Zawadski et Delagenière. *Proc.-verb. Congr. f. chir.*, 1906, p. 152.
2. Auvray. *Ibidem.*

diaphragmatiques ainsi que dans une laparocèle, comme nous le verrons plus loin.

L'estomac — avec le côlon transverse, l'épiploon et l'intestin — a été rencontré dans le contenu *d'une hernie scrotale* par Meinhardt Schmidt[1], Lewin[2], Chevereau[3], Ungauer[4] et dans deux cas d'étranglement par Brunner[5] et Nulder[6].

Landerer[7] a trouvé une partie de l'estomac dans le sac *d'une hernie ombilicale congénitale*. Dans deux observations dues à Tilmanns[8] et à Roser[9], il s'agissait aussi de prolapsus de l'estomac dans une hernie ombilicale congénitale, mais où la tumeur devenue fistuleuse laissait sourdre un liquide analogue au suc gastrique, corrodant les téguments voisins et dont la structure était celle de la muqueuse gastrique doublée d'une épaisse couche de fibres musculaires.

Généralement, on ne peut préciser à l'examen extérieur quels sont les organes faisant partie du contenu de ces hernies inguinales et ombilicales. On pourra parfois soupçonner la présence de l'estomac dans les grosses hernies en raison du son tympanique et des vomissements rapprochés des repas, mais le diagnostic d'hernie gastrique ne sera souvent posé qu'après l'incision du sac. Or, une hernie de l'espèce étant une infirmité dangereuse, la cure radicale doit être pratiquée dans la plupart des cas ; la guérison est presque toujours la règle. Il en est de même si l'on se trouvait en présence d'une hernie ombilicale

1. Meinhardt Schmidt. *Berliner Klin. Wochenschrift*, 1885.
2. Lewin. *Annales de la Société belge de chirurgie*, 15 juillet 1893 (hernie comportant le tube digestif sous-diaphragmatique).
3. Chevereau. *Bull. Soc. anat. Paris*, 30 mars 1894.
4. Ungauer. *Ibidem*, 1896, p. 332.
5. Brunner. *Centralblatt f. chir.*, 1897, 919.
6. Nulder. *Nedert tydschrift v. geneeskunde*, 1897, I, n° 2, *Centralbl. f. chir.* 1897, n° 10, p. 473.
7. Landerer. *Berliner Klin. Woch.*, 1893, n° 44, p. 1068.
8. Tilmanns. *Deutsche Zeit. f. chir.*, XVIII, n°s 1 et 2.
9. Roser *Centralblatt. f. chir.*, 1887, n° 14.

de l'estomac, fœtale ou embryonnaire, qui serait menacée de perforation : il faudrait, dès les premières heures de la naissance de l'enfant, procéder à la cure radicale et à l'omphalectomie.

Les hernies diaphragmatiques[1] sont congénitales (fœtales ou embryonnaires) ou acquises, c'est-à-dire traumatiques ou spontanées. Parmi les organes, que leur situation sollicite le plus à s'engager à travers l'ouverture diaphragmatique, l'estomac occupe la première place bien que la plupart des autres viscères abdominaux puissent faire irruption dans la cavité thoracique.

La hernie congénitale volumineuse, due à l'absence d'une portion plus ou moins considérable du diaphragme, est presque toujours incompatible avec la vie ; quand elle est exiguë, elle n'est jamais diagnostiquée pendant la vie. Ce n'est guère que dans le cas de hernie étranglée qu'elle est reconnue à la cœliotomie : on opère la réduction de l'estomac et des autres organes herniés, s'il y a lieu, après débridement, et l'on procède à la suture de la brèche musculo-aponévrotique, soit par la voie péritonéale, soit par la cavité thoracique.

La variété traumatique de cette hernie est annoncée par une vive douleur et une gêne de respiration très marquée, qui ne tardent pas à se dissiper au bout de quelques jours : l'organe hernié adhère alors aux bords de la solution de continuité et reste partiellement engagé dans la plèvre. Quand cette hernie est peu volumineuse, la guérison peut survenir par formation d'adhérences périgastriques ; mais si les viscères ont envahi en masse la cavité thoracique, la terminaison peut être rapidement fatale. Le traitement consiste dans l'immobilisation absolue afin d'attendre la fixation des organes dans leurs nouveaux rapports, sauf toutefois s'il y a étran-

1. Voir Blum et Ombredanne. *Archives générales de médecine*, 1906.

glement reconnu par un examen approfondi; alors l'intervention immédiate par la voie transpleurale s'impose pour refouler les viscères dans le ventre et suturer la brèche diaphragmatique.

Le volume des *hernies spontanées* varie des dimensions d'une noix à celles d'une tête de fœtus. Le contenu est constitué soit par l'estomac, qui s'engage dans l'orifice par une partie de sa surface, comme dans les cas de Gordon[1] et de Conti[2], soit par l'estomac, l'épiploon, le côlon transverse, l'intestin grêle, le foie, la rate et même le pancréas. Comme dans les autres variétés, la hernie diaphragmatique, du volume d'un marron, ne se révèle par aucun signe subjectif. Il n'en va pas de même des hernies volumineuses. On relève alors des troubles digestifs, soit de la dyspepsie, des tiraillements intenses des nausées ou des vomissements et des troubles respiratoires tels que de la toux, de la dyspnée et des douleurs thoraciques ; ces symptômes sont plus accentués après les repas, c'est-à-dire au moment où l'estomac, distendu et rempli d'aliments, exerce par son poids une traction sur la hernie et tend à élargir l'orifice.

Le traitement consistera dans l'expectation avec recommandation au malade d'éviter dans la suite tout effort, tout travail soutenu ; la chirurgie n'interviendra que dans le cas d'étranglement par la voie transpleurale — au moyen de l'incision en T, en U ou en H au niveau de la neuvième côte, qui est réséquée — pour débrider l'anneau et suturer les bords de l'orifice diaphragmatique après avivement préalable.

Je ne ferai que mentionner les *laparocèles*, c'est-à-dire les hernies, qui se produisent par un point des parois la-

1. Gordon. Hernie de l'estomac à travers le diaphragme. *Annals of Surgery*, mai 1907.

2. Conti. Sténose aiguë du pylore par hernie diaphragmatique. *Gazetta degli Ospedali*, 16 avril 1907.

térales de l'abdomen autre que les anneaux inguinal et crural ; l'estomac a été trouvé une seule fois, par Petit [1], dans cette variété de hernie.

A côté des véritables hernies de l'estomac, il faut ici mentionner les *hernies épigastriques* remarquables par l'intensité des phénomènes et l'exiguïté de leurs dimensions. On sait que la ligne blanche est un ruban aponévrotique, tendu entre la couche sous-cutanée et la graisse semi-fluide en connexion avec le péritoine pariétal. Or cette graisse commence par pénétrer dans les orifices de la ligne blanche entraînant le péritoine, qui finit par former un diverticule contenant d'abord une bride puis plus rarement une anse intestinale. Ces hernies, le plus souvent représentées par un peloton graisseux pédiculé, sont fréquemment méconnues ; pourtant, elles peuvent provoquer des douleurs — dues à la compression de filets nerveux, qui s'anastomosent avec les derniers nerfs intercostaux et les plexus formés par les nerfs phréniques — irradiées aux hypocondres et des tiraillements d'estomac, qui s'aggravent après les repas au point que les vomissements compromettent parfois l'alimentation. Ces troubles peuvent en imposer pour une dyspepsie, une gastralgie, un cancer [2] ou une autre affection gastrique. C'est pourquoi il importe d'avoir présent à l'esprit la possibilité de ces hernies graisseuses aux fins de procéder à leur cure radicale, qui amène la disparition immédiate de cette fâcheuse symptomatologie naguère rapportée aux pseudo-gastrocèles épigastriques.

1. Petit. Hernie de l'estomac sur la ligne semi-lunaire de Spigel. *Gazette des hôpitaux de Toulouse*, 1892, t. VI, p. 316.
2. Prégaldino. *Annales de la soc. b. de chir.*, 1896.

TABLE DES MATIÈRES

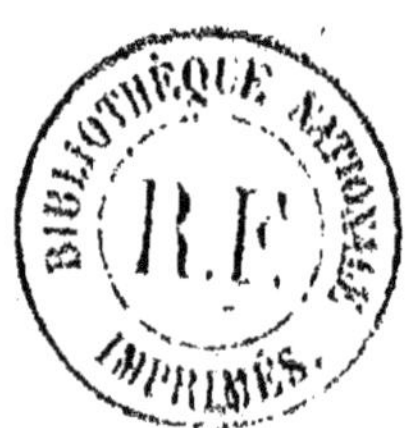

Mayenne, Imprimerie Ch. COLIN.

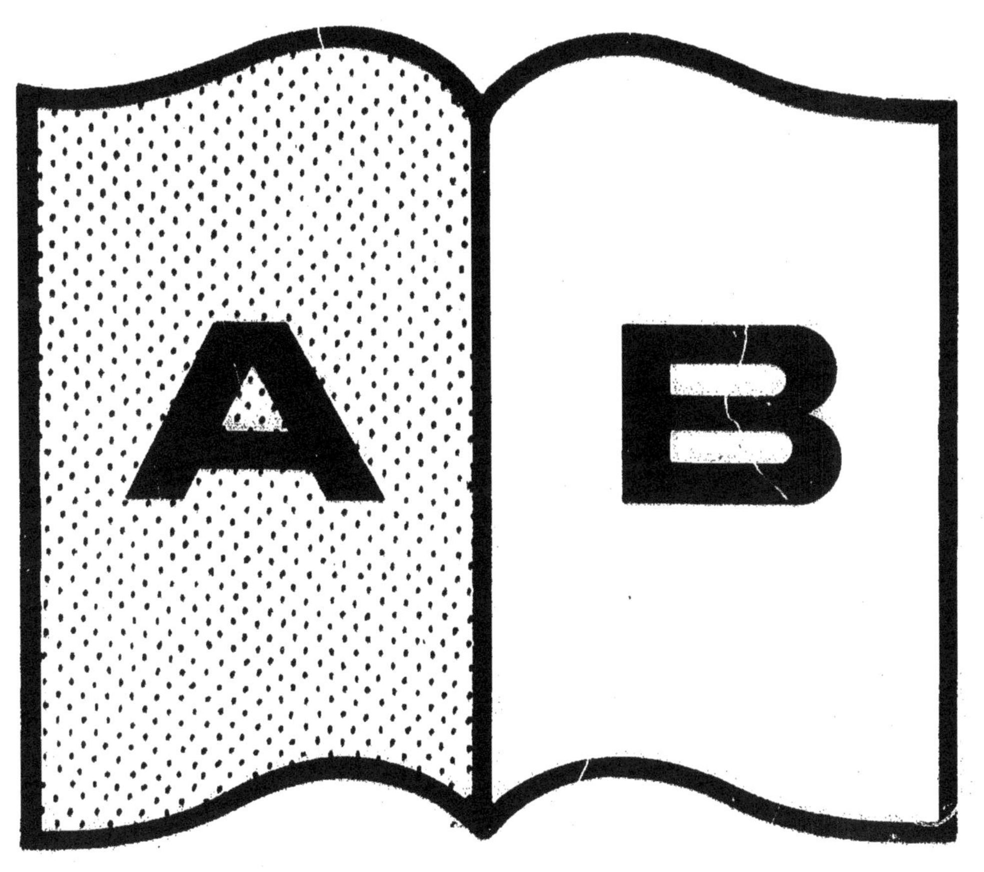

Contraste insuffisant

NF Z 43-120-14

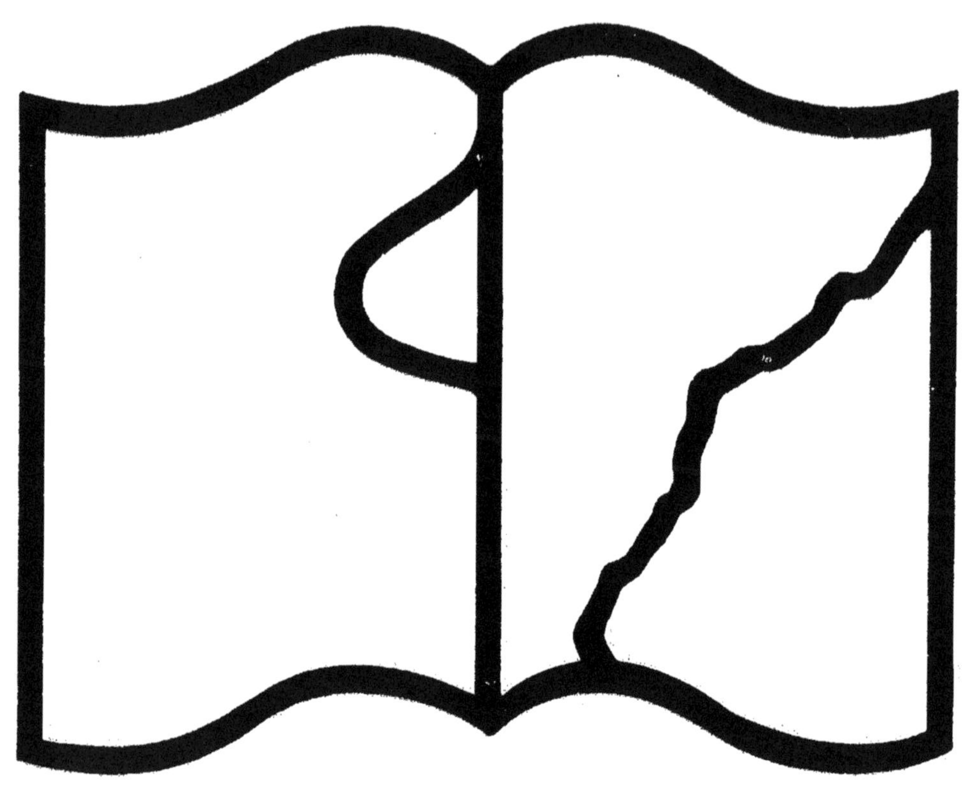

Texte détérioré — reliure défectueuse

NF Z 43-120-11

www.ingramcontent.com/pod-product-compliance
Ingram Content Group UK Ltd.
Pitfield, Milton Keynes, MK11 3LW, UK
UKHW020123200726
13856UKWH00002B/712

9 782011 930460